Des manifestations visuelles fantastiques

5-7, rue de l'École-polytechnique ; 75005 Paris

http://www.librairieharmattan.com
diffusion.harmattan@wanadoo.fr
harmattan1@wanadoo.fr

ISBN : 978-2-343-00339-9
EAN : 9782343003399

Johannes MÜLLER

Des manifestations visuelles fantastiques

Traduit de l'allemand
par Marc Géraud

L'Harmattan

PSYCHÉ DE PAR LE MONDE
Cahiers internationaux de psychopathologie
et de psychanalyse

Collection dirigée par Alain Brun

Collection multilingue, « Psyché de par le monde » promeut la psychanalyse et la psychopathologie dans ce qu'elles peuvent avoir d'universel, au-delà des langues, des territoires et des cultures. Elle publie des textes reconnaissant les principes d'une vie psychique, laquelle peut se décrire par la psychanalyse ou la phénoménologie, et illustrant une pensée originale, qui se distingue d'ouvrages à vocation universitaire.

À propos des manifestations visuelles fantastiques

Une investigation physiologique,
avec un document physiologique d'Aristote sur le rêve
traduit par l'auteur,
destinée aux philosophes et aux médecins.

Par le Docteur Johannes Müller,
Professeur extraordinaire de médecine à l'université de Bonn,
médecin praticien et chirurgien dans la même ville,
membre de la Kaiserl. Leopoldin. Akademie des Naturalistes.

1826.

Préface

L'investigation qui suit doit être considérée comme une continuation des travaux antérieurs de l'auteur, qui portaient sur la physiologie du sens de la vue (*Zur vergleichenden Physiologie des Gesichtssinnes des Menschen und der Thiere* [De la physiologie comparée du sens de la vue de l'homme et des animaux] ; Leipzig, 1826). Elle traite du sens de la vue dans ses rapports de sympathie supérieurs avec les organes dont nous qualifions la forme de vie (*Lebensform*) de psychique (*psychich*), spirituelle (*geistig*). Pour l'auteur, l'âme n'est qu'une forme de vie particulière parmi les diverses formes de vie qui sont l'objet de l'investigation physiologique ; il est de ce fait convaincu que dans ses résultats ultimes, l'investigation physiologique devrait être elle-même psychologique. La doctrine de la vie de l'âme en tant que forme de vie particulière de l'organisme n'est donc qu'une partie de la physiologie au sens large du terme. Cette partie s'appelle au sens étroit du terme, contrairement à la physiologie, psychologie. Seulement ce que nous appelons habituellement psychologie se comporte par rapport à la future doctrine de la vie de l'âme comme la physiologie habituelle des opérations ou des fonctions par rapport à la science physiologique vraie. Si l'auteur devait s'expliquer brièvement sur ce que serait pour lui un abord scientifique physiologique de la psychologie, alors, tout en se préservant bien du soupçon de spinozisme, il n'hésiterait pas à citer les trois derniers livres de l'Éthique de Spinoza, qui traitent des passions et dont on peut considérer le contenu psychologique comme indépendant des autres doctrines de cet homme. Car même si ces doctrines ne sont pas justes en ce qui concerne la vie dans les passions, même si elles ne sont pas l'explication « vraie » de la vie sous cette forme, il est pourtant hors de doute qu'elles sont au moins par leur méthode et leur contenu réellement une explication de la vie ; ce que l'on ne peut pas dire de la plupart des investigations psychologiques. Spinoza toutefois n'entend pas à proprement parler étudier des formes de vie que nous qualifirions de spirituelles ; mais la forme de vie de la sensibilité, qu'il entreprend d'examiner, entretient, parmi toutes les fonctions physiologiques, une relation si immédiate et interactive avec la vie spirituelle, que l'investigation physiologique, si tant est qu'elle remplisse sa tâche, ne peut pas être ici sans résultat psychologique. Dans ses travaux physiologiques antérieurs sur le sens de la vue, l'auteur croit avoir déjà livré de nombreux résultats psychologiques. Mais la relation en question apparait encore plus nettement dans le présent ouvrage, qui a justement pour tâche d'examiner le sens de la vue dans son interaction avec la vie spirituelle. Puisse ce travail contribuer ne serait-ce qu'un peu à arracher la recherche psychologique au sol stérile de la psychologie prétendument empirique et, d'un autre côté, de la spéculation trop simpliste et catégorique sur la vie, pour la ramener sur le terrain de la fertilité.

Comme les phénomènes traités dans ce texte sont produits par l'interaction entre la vie spirituelle et la vie sensible, et en particulier par l'action de la pensée sur le sens, leur étude se divise nécessairement en trois parties. La première, qui part de la physiologie des sens, contient la théorie des manifestations sensorielles fantastiques en général, et n'est vraiment physiologique dans ses implications qu'au sens étroit du terme. La deuxième partie cherche à découvrir dans l'histoire vitale des manifestations visuelles fantastiques l'ampleur de ces phénomènes. Le but principal était ici, dans un premier temps, de présenter la dimension génétique du développement et de la constitution du phénomène, à partir de sa première forme, qui pourrait être accessible à tout le monde. La division en différents états ne se fait pas selon l'intensité et le degré de la manifestation, mais selon les rapports de sympathie avec d'autres facultés intellectuelles. C'est pourquoi la clairvoyance, dans certaines circonstances, quand elle est considérée comme une simple richesse du sens et de la fantaisie par le clairvoyant, et qu'aucune objectivité n'est attribuée à la manifestation, forme la base d'un stade particulier, même si les images provenant de la fantaisie sont vues elles-mêmes pour les raisons internes les plus variées, la fièvre, des maladies nerveuses, ou dans un état de santé parfaite. Comme le contenu de cette deuxième section est nécessairement en partie historique, la démarche, contrairement à ce qu'elle est dans la première section, purement physiologique, est ici au sens habituel du terme *anthropologique*. La dernière section examine les phantasmes (*Phantasmen*) dans la mesure où ils ont une détermination spirituelle. La forme de vie propre aux sens était l'objet de l'investigation physiologique. La forme de vie de cet élément spirituel actif dans les phantasmes est *psychologique*. Mais même ici, l'investigation reste, au sens le plus large du terme, dans les limites de la physiologie.

Le document d'Aristote sur le rêve, que nous avons rajouté en annexe, entretient une relation étroite avec notre sujet, et semblait sous bien des rapports devoir être plus généralement connu en raison de son importance. Même s'il ne contient, à côté de nombre d'erreurs attribuables à l'époque, que des indices, l'investigation est quand même, au sens propre du terme, physiologique, et l'explication du rêve qu'il livre est pour l'essentiel exacte. Pour le traduire, nous avons utilisé les scolies de Michael Ephesius et la paraphrase de Themistius, ainsi que les émendations[1] entreprises dans l'édition de Becker (*Aristotelis de somno et vigilia, de insemniis et divinatione per sommum.* ad codd. et edd. vett. fid. rec. G. Becker. Lips. 1823). Bonn, Septembre 1926.

---

[1] Modification volontaire de l'orthographe d'un mot.

Sommaire

I.

La théorie des manifestations visuelles fantastiques

1. Introduction

1. Celui qui suit le développement historique des doctrines physiologiques ne pourra que constater que de façon répétitive, les erreurs théoriques de cette science s'expliquent le plus souvent par le fait que l'on emprunte des raisons explicatives à d'autres domaines de la science de la nature, et qu'on les applique à l'organisme. On n'a presque jamais découvert un être agissant universellement dans la nature sans le considérer sur-le-champ et pour quelque temps comme le principe de la vie du monde organique. Et pourtant, il est possible, en suivant la seule voie de l'expérience, de séparer l'efficience des êtres organiques de toute autre, d'une manière tellement tranchée que celui qui a clairement appréhendé cette différence se gardera pour toujours de considérer des explications tirées de la physique et de la chimie, quand elles sont appliquées à la vie des organismes, comme une connaissance de cette vie elle-même.

2. Quand on envisage deux êtres (d'espèce identique ou différente) agissant l'un sur l'autre, on peut concevoir logiquement trois sortes d'action de ce genre. Tout le monde sait qu'il y a, dans la nature, des changements au cours desquels ce qui change transfère sa qualité propre ou son état propre à ce qui est changé. Ce qui est mu, heurtant un corps au repos, transmet son propre état à celui qui est au repos. Nous pouvons appeler cette première causalité tout simplement *mécanique*, sans vouloir examiner ici plus avant

l'étroitesse ou la largeur des limites que cette efficacité peut avoir, et sans attribuer de valeur particulière à cette dénomination.

3. Il y a en outre des changements dans lesquels l'un ne communique pas à l'autre sa qualité ou son état, mais s'unit avec l'autre et sa qualité en un produit neutre qui tait la qualité de l'un et de l'autre, et ne fait que se présenter comme un tiers actif pour soi. Les corps à action chimique n'agissent l'un sur l'autre que de cette manière. Nous pouvons appeler cette efficacité tout simplement *chimique.*

4. Il est plus difficile d'établir l'essence d'une troisième efficacité, parce que c'est nous-mêmes qui l'authentifions. Il y a, dans la nature, des changements dans lesquels l'élément causal ne transmet pas sa propre efficacité à ce qui est changé, comme dans les changements *mécaniques*, et ne se réunit pas avec l'efficacité de ce qui est changé en un actif différent, comme dans les changements *chimiques*, mais où il ne manifeste jamais, dans ce sur quoi il agit, qu'une qualité de ce dernier, qui par son essence est indépendante du type de cause.

5. Les choses qui se comportent ainsi envers leurs causes comme envers de simples stimuli sont les êtres organiques, et toutes les opération dans lesquelles l'élément causal n'est cause que dans la mesure où il est *stimulus*, peuvent être appelées *organiques*, le concept de stimulus d'une cause ne pouvant être fixé que pour cette efficacité. Ce qui stimule le muscle est indifférent, que ce soient le galvanisme, les agents chimiques, l'irritation mécanique, les stimuli organiques internes qui lui sont transmis par la sympathie en provenance d'organes radicalement différents ; à tout ce qui le stimule, l'affecte, il réagit en se mouvant, le mouvement

est donc l'affection et l'énergie[2] du muscle. Ce par quoi l'on stimule l'œil est indifférent ; qu'il soit heurté, distordu, comprimé, galvanisé, ou bien qu'il éprouve les stimuli qui lui sont transmis par la sympathie depuis d'autres organes, à toutes ces causes différentes, comme envers des causes indifférentes et tout simplement stimulantes, le nerf optique éprouve son affection comme une sensation lumineuse, s'intuitionnant (*anschauend*) lui-même comme obscur dans le repos. Le type de stimulus est donc, par rapport à la sensation lumineuse en général, radicalement indifférent, il ne peut que *modifier* la sensation lumineuse. *Il n'y a pas, pour la substance du sens visuel, d'état autre que la sensation lumineuse et la sensation de couleur quand elle est affectée, ou l'obscurité quand elle est au repos.*

6. Il en va ainsi en général pour toutes les réactions organiques. L'actif chimique brûle la peau. C'est seulement dans ce qui est brûlé, mort, que l'actif chimique a établi une relation chimique avec la matière animale ; à la limite du vivant, l'organique réagit contre l'agent chimique par l'efficacité organique, par l'inflammation. De fait, toutes les explications du mode d'action des nerfs par le courant électrique n'amènent rien, elles ne font plutôt que méconnaître les énergies essentielles des organes. Le nerf sensoriel, réagissant à un stimulus, quel qu'il soit, a l'énergie qui lui est immanente ; pression, friction, galvanisme et stimulation organique interne, toutes ces choses provoquent dans le nerf ce qui lui est propre, dans le nerf optique une sensation lumineuse, dans le nerf auditif une sensation sonore, une sensation de contact dans le nerf tactile. D'un autre côté, tout ce qui peut agir sur un organe sécrétoire produit un changement de la sécrétion ; ce qui peut agir sur le muscle produit un mouvement. Le galvanisme n'est ici en

[2] Au sens étymologique de « force en action » (*vs* dynamis, « force en puissance »).

rien plus éminent que tout le reste, que ce qui, quel que soit son type, peut affecter, stimuler.

2. Les énergies de la substance du sens visuel

7. Nous n'entendons ici qu'établir cette vérité, dans la mesure où elle concerne le nerf optique : l'obscurité est la manifestation de son repos, la lumière et la couleur celle de son affection. Même l'obscurité est quelque chose de positif, et n'est observée que là où il y a un nerf optique. L'œil voit de la lumière et des couleurs à l'occasion d'un choc mécanique, d'une influence galvanique, il éprouve les stimulations qui lui sont communiquées par d'autres organes en émettant une luminescence, il voit des éclairs quand le cerveau est comprimé, quand il est empli de sang, comme chez les pendus, il voit un brouillard dans les affections des organes du bas-ventre qui lui sont communiquées par voie sympathique ; tous les états pathologiques de la substance du sens visuel (*Sehsinnsubstanz*) s'expriment par des manifestations subjectives de lumière et de couleurs.

8. On ne peut donc concéder, au milieu extérieur, qu'une participation à la sensation spécifique, c'est-à-dire que selon sa diversité et selon la diversité de son opération, ce milieu provoque différents états d'excitation dans la substance du sens visuel, des états certes variés, mais dont les manifestations ne sont que subjectives, comme des couleurs plus ou moins obscures ou claires, ou comme une luminosité. Parmi divers stimuli, l'un suscitera plutôt la sensation du jaune, l'autre celle du bleu, et ce uniquement parce qu'ils provoquent des états d'excitation différents. Une seule et même chose, comme l'irritation mécanique due à la pression, produit donc aussi tantôt plutôt telle ou telle manifestation colorée, tantôt plutôt la manifestation de lumière elle-même, tout cela en fonction de son action. Mais en

dehors de la sensation de l'obscurité, des couleurs et de la lumière, il n'y a jamais d'autres états et d'autres expressions de vie de la substance du sens visuel de l'œil.

9. Nous ne saurions donc jamais avoir l'idée d'examiner si la rétine ou le nerf optique ont aussi un sens du tact. Ce serait exactement comme si nous demandions si le nerf auditif, qui dans tous ses états provoque une sensation de sonorité, est aussi en même temps réceptif à la lumière. Aussi, quand un physiologiste français prouve expérimentalement, à son plus grand étonnement, que le nerf optique n'a que ce qu'il appelle une sensibilité spécifique à la lumière extérieure, mais n'a pas de sensation tactile lors d'une irritation mécanique, c'est-à-dire qu'il n'éprouve dans ce cas aucune résistance, pas de douleur, pas de chaleur, nous ne pouvons que souhaiter à cette physiologie de progresser pour comprendre que le nerf optique n'éprouve certes pas l'extérieur comme une résistance, mais réagit envers toute chose extérieure, même le scalpel, comme envers un stimulus, en émettant de la lumière. Mais si le nerf optique émet de la lumière pour tout élément extérieur, quel qu'il soit, il n'est plus rationnellement fondé de se demander pourquoi il devrait encore éprouver de la douleur et du plaisir. Toute cette investigation sur le défaut de sensation de douleur dans le nerf optique apparaît à la pensée physiologique comme une mystification de l'examinateur.

10. Il est vrai que ces principes, qui se fondent sur l'expérience la plus éprouvée, sont différents des prétendues doctrines optiques et de la manière de voir habituelle. Mais ces doctrines, si l'on fait abstraction des déterminations mathématiques (relevant uniquement de l'optique) qui traitent le mouvement de l'élémentaire[3] à travers les milieux de l'œil, reposent sur les contradictions physiologiques les

[3] Au sens étymologique de matière première.

plus patentes. Comment, s'il y avait une chose extérieure qui émettait par elle-même de la lumière, cette lumière objective pourrait-elle, parvenant jusqu'à la subjectivité, et illuminant subjectivement, être éprouvée ? C'est quelque chose que l'on ne pourra jamais comprendre. La lumière extérieure peut bien être illuminante, si la substance du sens visuel n'est pas elle-même illuminante quand elle est affectée, l'agent extérieur touchera la moelle, celle-ci sera affectée par lui. Mais cela n'est en aucune manière une raison pour que ce qui ne peut éprouver en général que sa propre affection, et jamais un corps extérieur, est censé ainsi voir de la lumière. On pourrait tout aussi bien dire, et avec la même absurdité, que « ça bruite », « ça s'échauffe », « ça goûte ».

11. Platon sentait cette contradiction, et admit une luminescence spontanée de l'œil, dont la lumière allait à la rencontre de la lumière externe, elle aussi luminescente. Mais dans quel but ? Si l'œil éprouve toute affection (quel que soit son genre) en illuminant, pourquoi a-t-il besoin d'une lumière extérieure déjà prête, d'une sensation externe toute prête ? Quelle que soit donc la manière dont la prétendue lumière extérieure peut agir, si elle peut produire une stimulation, ces stimuli devront être luminescents pour l'œil, et la nature de ces stimuli, la nature de l'agent extérieur, est radicalement indifférente pour lui. Les manifestations de sa vie ne sont liées qu'aux mouvements du milieu extérieur en tant qu'ils sont les mouvements de la condition du stimulus. La lumière est donc énergie sensorielle, et l'élémentaire extérieur ne pourrait illuminer lui-même que s'il éprouvait, à l'instar de la substance du sens visuel, l'affection subjective comme une auto-luminescence.

12. À l'époque moderne, la conception platonicienne a subi quelques modifications conformes aux progrès des connaissances chimiques. On a transformé la lumière platonicienne de l'œil, dont Platon lui-même dit que c'est

une lumière douce, ni brûlante ni consumante, en un phosphore situé dans l'œil, ce qui n'a pas amélioré les choses. Jamais l'œil ne déploie une lumière extérieure, sa lumière n'est que subjective, et il est tout à fait déplacé d'en appeler à la luminosité des yeux des animaux. Gruithuisen déjà (dans les *Contribution à la physiognosie et à la séautognosie,* 1812, p. 199) a démontré que la lumière des yeux du chat est toujours une lumière réfléchie, quelque chose qui dans notre œil devient lumineux, comme toute lumière reflétée. Je me suis convaincu de la manière la plus ferme qu'il en va bien ainsi. Même les yeux des chats morts brillent quand ils réfléchissent de la lumière, et aussi vivement que lorsqu'ils sont vivants, mais uniquement à condition qu'une autre lumière élémentaire, réfléchie par les yeux comme par un miroir et transmise à notre sens visuel, apparaisse en tant que lumière subjective.

3. L'extrémité de la substance du sens visuel : l'œil

13. On ne doit pas admettre que la sensation de la lumière en tant qu'énergie se limite seulement à la rétine en tant qu'extrémité de la substance du sens visuel, si l'on est sûr qu'aucune luminosité externe toute prête n'est perçue par cette extrémité. Même une pression minime, agissant sur le cerveau dénudé et tout de suite sur les prolongements internes de la substance du sens visuel, conditionne dans celle-ci des manifestations lumineuses subjectives. Et même si la substance du sens visuel formant la rétine est paralysée pour les stimuli extérieurs, l'aveugle tire encore, dans sa cécité, de la lumière au nerf optique. Comme en cas de cécité parfaite, des manifestations lumineuses internes subjectives peuvent se produire dans les parties intérieures encore non paralysées *(nicht gelähmte)* de la substance du sens visuel, nous citerons plus bas des exemple extrêmement curieux. La rétine n'est donc que l'extrémité externe de la substance du

sens visuel destinée à la vie sensorielle externe. La substance du sens visuel naît avec des parties éprouvant la lumière dans le cerveau lui-même, se poursuit par les nerfs optiques et se termine en tant que rétine, la seule à pouvoir être affectée par l'élémentaire, alors que les parties internes peuvent être affectées par tous les stimuli organiques.

14. Dans la forme la plus simple de l'œil, la rétine n'est de ce fait qu'un prolongement membraneux continu d'un nerf optique lui-même membraneux, et celui-ci est le prolongement du *lobus opticus* (lobe optique, pluriel *lobi optici*) membraneux dans le cerveau. Chez les poissons, aussi longtemps qu'il n'y a pas de chiasma des nerfs optiques, les *lobi optici* se déploient sous forme de membranes parfaites dans les nerfs optiques. Ceux-ci consistent en une membrane qui, aussi longtemps que la substance du sens visuel constitue le nerf optique, se trouve pliée, mais qui se déploie de nouveau au niveau de l'œil lui-même et devient la rétine membraneuse continue, si bien que même les bords de la membrane du nerf optique se prolongent dans la rétine, et que la rétine elle-même est fendue.

15. Nous découvrons donc ici la métamorphose de l'œil à partir des parties internes de la substance du sens visuel. Toutes les parties du nerf optique se répètent dans les parties de l'œil. La peau fibreuse du nerf optique apparaît dans l'œil comme la peau fibreuse de l'œil, la sclérotique. La pie-mère de la membrane du nerf optique, qui pénètre dans tous les plis de celui-ci et concerne donc les deux côtés de la membrane pliée du nerf optique, apparaît au niveau du déploiement du nerf optique dans la rétine des deux côtés, extérieurement et intérieurement : intérieurement en tant que feuillet interne, richement vascularisé, de la rétine, dont le prolongement sous forme de pectens[4] sécrète chez les

[4] Coquille Saint-Jacques.

oiseaux du pigment ; extérieurement en tant que choroïde. Dans le schéma suivant, α et γ, la pie-mère de la membrane du nerf optique β, apparaissent dans l'œil *a* comme un feuillet vascularisé du nerf optique déployé ou de la rétine *b*, et *c* comme un feuillet vascularisé externe de la rétine ou choroïde. δ est la neurite fibreuse de la membrane du nerf optique dans l'œil, *d* la sclérotique fibreuse.

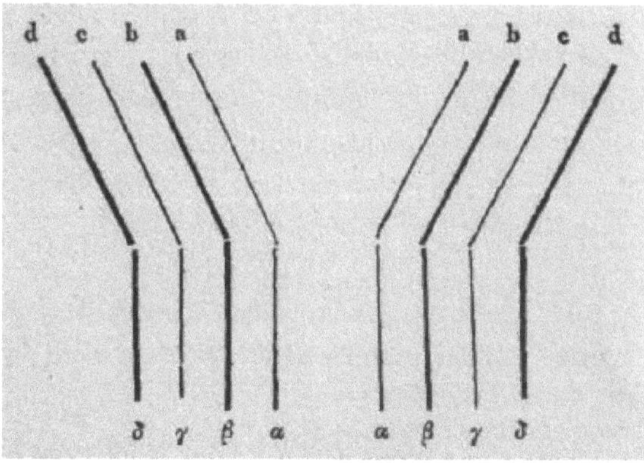

16. Les parties périphériques de l'œil sont de ce fait, dans sa forme la plus simple, chez les poissons, uniquement une métamorphose de parties identiques du nerf optique qui, là où l'extrémité de la substance du sens visuel est censée être accessible aux stimuli externes, dans son centre qui se déploie en calice, accueillent les parties transparentes de l'œil, que le nerf optique n'a pas.

4. La sensibilité externe du sens visuel

17. De même que la substance du sens visuel est spatiale, et, au repos ou affectée, s'éprouve dans sa spatialité soit comme un champ visuel obscur, soit comme un champ visuel éclairé, de même il n'est besoin que d'une affection partielle de cette substance lumineuse spatiale pour qu'une image en surface lumineuse ou colorée apparaisse dans le champ

visuel. Si nous pressons avec une baguette la surface postérieure de l'œil, seule une partie de la rétine, correspondant à la surface comprimante du corps extérieur, est affectée, et l'œil ne se voit lui aussi que comme luminescent dans cette spatialité déterminée. Si le réseau vasculaire excessivement empli de sang de la rétine comprime cette membrane réceptive à tous les stimuli, les endroits affectés apparaissent sous forme luminescente en tant que réseau vasculaire. Dans un travail précédent (*De la physiologie comparée du sens visuel de l'homme et des animaux,* 1826), j'ai démontré, pour ce genre de phénomènes visuels subjectifs, que dans toutes les manifestations visuelles, même objectives, nous ne faisons que voir la rétine dans l'état de son affection, ce que l'on appelle champ visuel.

18. La mesure de toute mesure, de toutes les grandeurs apparentes des choses, est la taille vraie de l'œil (qui reste égale à soi), et de sa rétine dans l'intuition immédiate qu'elle a d'elle-même. Les grandeurs apparentes des objets apparaissent sur la grandeur subjective vraie de la rétine comme des affections de zones particulières de cette formation médullaire. Et la somme des grandeurs apparentes de tous les objets présents dans un seul et même champ visuel est constante dans toute représentation visuelle, quel que soit le changement des objets, elle est identique à la vraie grandeur de l'œil, de la rétine elle-même. Car la rétine qui apparaît subjectivement et la somme des images offertes en même temps, en tant qu'affections de zones particulières de cette même rétine, sont une seule et même chose, à savoir le champ visuel subjectif.

19. De même que la rétine, mise en activité par l'affection mécanique des parties aliquotes[5] d'elle-même, voit des images qui ont la *délimitation* (*Begrenzung*) de ces parties

[5] Se dit d'une quantité contenue un nombre exact de fois dans le tout.

aliquotes d'elles-mêmes, ce que l'on appelle la lumière extérieure provoque aussi, mise selon les lois de la réfraction en contact avec des parties aliquotes de la rétine, des images qui ont la délimitation de ces parties aliquotes d'elle-même. La lumière extérieure ou l'élémentaire n'est lui aussi luminescent que dans la mesure où il affecte l'œil. Ce qu'est ce que l'on appelle la lumière extérieure, nous ne le savons pas, nous ne la connaissons que par le biais des énergies des corps organiques qui ont en propre de réagir à tout ce qui est extérieur comme à des stimuli, uniquement dans leurs qualités particulières.

20. Nous savons donc seulement que ce qui, en affectant le sens visuel, le place dans une affection qui se traduit par une luminescence subjective, provoque, en agissant sur d'autres sens, un autre effet immanent à eux. Il réchauffe le sens du toucher, conditionne autre chose dans d'autres corps organiques, sollicite la croissance des plantes, n'apparaissant selon les lois de l'efficacité chimique que dans les corps qui agissent chimiquement, en tant qu'associé à ceux-ci. Si nous croyons que l'élémentaire extérieur illumine (émet de la lumière) donc lui-même, c'est que nous ne connaissons pas la nature de cet élémentaire, comme la corporéité du bois, qui agissant mécaniquement sur l'œil provoque aussi de la lumière et même, en fonction de l'ampleur de la délimitation de la surface concernée, des images. Quand le bois stimule l'œil, il convoque une sensation lumineuse sous la forme d'une énergie (cf. plus haut, force en action) de ce dernier, et comme nous savons que c'est du bois, nous ne disons pas de lui qu'il illumine. La prétendue lumière élémentaire agit cependant tout aussi bien que le bois sur le sens du tact, elle est éprouvée par celui-ci dans une énergie qui lui est propre, la chaleur. Ainsi confondons-nous nos propres énergies, la lumière de notre œil, avec ce qui provoque de la lumière.

5. Les stimuli organiques internes de la substance du sens visuel, la sensibilité interne

21. Si la substance du sens visuel s'éprouve comme étant luminescente chaque fois qu'elle est affectée, si ce n'est pas la nature du stimulus, mais seulement le fait général qu'il peut stimuler qui importe pour voir sous forme de lumière ou de couleur l'affection suscitée par le stimulus, alors tous les stimuli organiques internes, provenant de divers organes, transmis à la substance du sens visuel par la sympathie, doivent provoquer en elle des manifestations lumineuses. Tout état d'un organe quelconque, quand il est transmis dans l'organe du sens, est pour lui un élément extérieur, qu'il ne peut éprouver que dans sa propre énergie. La substance du sens visuel est plongée par la sympathie avec d'autres organes éréthiques ou atoniques dans un éréthisme ou une atonie sympathique. Atonie et éréthisme ne s'expriment en elle que par l'obscurité et la luminescence.

22. Quand leur digestion ou une autre fonction est perturbée, les personnes hystériques, hypocondriaques, voient du brouillard, des toiles d'araignée, des grillages, ainsi que les images subjectives de pression que Purkinje a permis de mieux connaître. Ces excitations sympathiques de la substance du sens visuel qui vont jusqu'à la sensation lumineuse se produisent au degré extrême pendant les états de pathologie du cerveau. La pression sur le cerveau mis à nu suffit à l'organe, en tant qu'affection sympathique, pour susciter la sensation lumineuse. Une stimulation mécanique d'une partie du cerveau est éprouvée sous forme de luminescence par l'organe. La photopsie qui accompagne tellement de maladies du cerveau ne repose que sur la stimulation de la substance du sens visuel par des stimuli organiques internes.

23. À l'époque où je m'occupais beaucoup de répéter et d'élargir les expériences sur les manifestations visuelles subjectives que Purkinje a décrites précisément, j'ai souvent vu, après avoir fermé les yeux pour observer pendant un long moment le champ visuel obscur, une faible lumière, venant d'un point, se répandre rythmiquement sur le champ de vision et disparaître ensuite. Cette manifestation lumineuse était synchronisée avec l'expiration ; elle ne pouvait avoir qu'une raison, c'est que l'afflux de sang ayant lieu pendant l'expiration en direction du cerveau ainsi que l'élévation et le mouvement conditionnés par elle de ce dernier acquerraient une objectivité lumineuse dans la substance du sens visuel.

24. Nous pouvons donc considérer comme une vérité fondamentale dans notre investigation le fait que quand un organe quelconque du cerveau, que ce soit selon l'énergie qui lui est propre, de façon sensitive ou motrice, ou bien que ce soit en fonction du processus de formation de n'importe quelle autre fonction animale, transmet l'état d'excitation qui touche sa fonction à la substance du sens visuel par voie sympathique, il apparaît en celle-ci, en fonction de l'excitation sympathique, des manifestations lumineuses et colorées, parce que la substance du sens visuel ne peut s'exprimer dans ses états d'excitation, qu'elle soit affectée de façon sympathique ou directe, que par la lumière, la couleur et l'obscurité.

25. La théorie des manifestations lumineuses fantastiques que nous allons communiquer maintenant n'est qu'une conséquence de ce qui précède. Si les états des organes qui gouvernent la représentation *(das Vorstellen)* et l'imagination pouvaient être transmis par voie sympathique à la substance du sens visuel, ces affects d'un organe qui représente ou imagine quand il est affecté ne pourraient provoquer dans la substance du sens visuel en général que des affects de son

espèce, à savoir des sensations lumineuses. Donc, si l'organe qui fantasie (*phantasi[e]rt*, une des manières de dire en allemand « imaginer ») quand il est affecté agit, par la puissance excessive de son activité, sur la substance du sens visuel, cela ne peut se produire qu'à travers des manifestations lumineuses. Le fantastique ne suscite dans l'organe de la sensation lumineuse et colorée, comme n'importe quel stimulus, que la lumière et la couleur.

26. Inversement, quand l'œil affecté communique son affect aux organes responsables de la fantaisie productive et de la représentation, ou à d'autres organes du cerveau, dont nous qualifions la forme de vie de spirituelle, alors l'effet sur le fantastique (*das Phantastische*), sur ce qui représente (*das Vorstellende*), ce qui pense (*das Denkende*), ne peut être qu'une augmentation et une vivification de l'organe du fantastique, de ce qui représente, de ce qui pense. Et ici, la voie théorique empirique nous a conduits aux manifestations dont l'élucidation est l'objet de la présente investigation.

27. a) *Dans l'obscurité, on n'est jamais particulièrement spirituel (geistreich).* Même l'esprit (*Geist*) partage le sentiment de manque. Chacun l'a certainement expérimenté sur soi-même, et pourtant ce fait n'est pas encore connu d'une façon générale, et n'a pas été apprécié comme il le méritait. Oui, nous sommes obligés de chercher le jour lumineux quand nous voulons avoir une idée claire de quelque chose alors que notre affectivité est secouée d'un vif mouvement ou nos pensées d'un mouvement passionné. L'exalté ferme les yeux pour s'abandonner à ses fantaisies, mais la méditation la plus profonde aime le jour lumineux, même si, regardant fixement dans la lumière du jour, elle ne perçoit pas du tout les objets.

28. L'élémentaire que nous nommons lumière, quand il appelle par la stimulation la lumière en tant qu'énergie de

l'œil, suscite le jour lumineux dans l'œil, qui voit son propre repos sous la forme de l'obscurité. Le nerf optique en état d'affection agit comme un stimulus puissant sur les organes du cerveau, dont nous qualifions les formes de vie de spirituelles (*geistig*). La lumière extérieure, qui n'existe pas, n'éclaire pas ici nos représentations, non, c'est *ce qui représente, das Vorstellende,* qui est vivement excité par l'excitation du nerf optique. Alors l'ordre et la conformité à la loi, ou la logique, règnent dans les objets vus, où l'élément logistique (organe) a assouvi son besoin, ordonnant et limitant au profit de l'activité du *logistikon* et du *phantastikon*[6]*,* qui dans l'obscurité, abandonnés à eux-mêmes, agréablement exaltés, bondissent de l'un à l'autre.

29. b) Dans l'organe de la vue qui, quand il est au repos, s'éprouve comme obscurité, et dans lequel cesse toute sollicitation externe aboutissant à la manifestation lumineuse par le biais de l'élémentaire, les stimuli organiques internes provoquent d'autant plus puissamment des excitations sympathiques. Toute perturbation de la circulation sanguine apparaît sous forme de manifestation lumineuse dans cette substance du sens visuel au repos, mais extrêmement stimulable à travers celui-ci. Les rayons, les nuées ondoyantes, les taches de lumière, les boules de feu, ces champs colorés qui se métamorphosent, dont notre champ visuel obscur n'est jamais entièrement exempt quand nous fermons les yeux, ne sont rien d'autre que les reflets d'états d'autres organes touchant un organe qui s'éprouve dans chacun de ses états comme luminescent, obscur ou coloré.

30. Les météores mobiles dans le champ de vision obscur ont tous soudain disparu quand nous ouvrons les yeux, parce que les stimuli extérieurs sont beaucoup plus puissants. Mais

[6] *Logistikon* : partie rationnelle de l'âme. *Phantastikon* : imagination chez les Stoïciens ; affection qui se produit dans l'âme sans qu'aucun *phantaston* (objet) ne l'ait engendrée.

dans l'œil fermé depuis longtemps, qui se repose, qui n'est excité par rien de plus que l'intérieur, ces météores internes s'amplifient souvent jusqu'à atteindre une merveilleuse vivacité. La fantaisie, abandonnée à elle-même, noue ces manifestations ondoyantes du champ de vision obscur, qui changent de forme, à ce qu'elle a déjà dû s'imaginer une fois en raison d'une nécessité intérieure. Ces phénomènes lumineux, au début sans forme, apparaissent alors bientôt à la fantaisie sous des formes déterminées, qui changent souvent d'aspect et ne se laissent pas arrêter. Les yeux étant fermés, il se produit alors ici, du côté de la fantaisie, avec les météores lumineux du champ de vision obscur, ce qui se produit assez souvent à la lumière du jour, quand quelque chose que nous voyons indistinctement se complète grâce à la fantaisie, avec une vivacité trompeuse, pour prendre une forme déterminée.

31. c) Ce n'est pas le nerf optique seul en état d'affect qui agit en tant que stimulus sur les organes de la représentation et de l'imagination. Même le fantastique (*das Phantastische*) et ce qui produit la représentation (*das Vorstellende*), quand ils sont affectés, agissent sur le nerf optique, quand celui-ci, se reposant des impressions extérieures, ne fait qu'irradier de nouveau, sous forme de lumière et de couleur, les excitations d'autres organes.

32. En règle générale, le fantastique ne *délimite* (*begrenzt*) ses objets que dans le champ visuel. Les formes engendrées par la fantaisie ne sont représentées limitées que dans le champ visuel, où en général toutes les formes nous apparaissent, dans le champ visuel de la substance du sens visuel. Ces produits de la fantaisie, qui en règle générale ne sont pensés et représentés que dans le champ visuel, peuvent toutefois, par la sympathie du *phantastikon* et du nerf optique, celui-là se trouvant dans un état d'exaltation et celui-ci dans un état de

repos, devenir luminescents dans l'obscurité du champ visuel, à l'intérieur de leur limitation représentée.

33. La fantaisie, abandonnée à elle-même dans sa vie propre, engendre, à partir d'impressions antérieures, des formes qui, dès qu'elles ont atteint le stade de la représentation, doivent être représentées dans le champ visuel obscur ou lumineux. Ces formes sont en règle générale non sensorielles, ce ne sont que des limites représentées, pensées, dans le champ visuel luminescent ou obscur (*délimitation*). Mais si le *phantastikon* exalté agit sur la substance du sens visuel obscure et au repos, si le *phantastikon* excité excite cette dernière, les choses, qui ne sont par ailleurs qu'imaginées à l'intérieur de leurs limites pensées dans le champ visuel, deviennent aussi luminescentes et colorées. Le moment est venu de décrire les phénomènes dont j'ai établi scientifiquement la genèse, de façon précise et fidèle, pour la première fois après plusieurs années d'auto-observation, et de leur associer sur-le-champ les expériences d'autrui, fréquemment déformées dans ce domaine par l'interprétation.

6. Les manifestations visuelles fantastiques

34. Il est rare qu'avant de m'endormir, les yeux fermés, je ne voie pas dans l'obscurité du champ visuel des images diversement luminescentes. Depuis ma première jeunesse, je me souviens de ces manifestations, je savais toujours bien les distinguer des images de rêves véritables ; car je pouvais souvent réfléchir longtemps sur elles avant de m'endormir. Une auto-observation fréquente m'a aussi permis de favoriser leur manifestation, de les fixer. Les nuits sans sommeil semblaient plus courtes quand, éveillé pour ainsi dire, je pouvais déambuler parmi les créations de mon œil. Si je veux observer ces images luminescentes, je regarde, avec les yeux fermés et au repos complet, dans l'obscurité du champ de vision ; avec un sentiment de détente et de repos

extrême dans les muscles oculaires, je me plonge entièrement dans la paix sensorielle de l'œil ou dans l'obscurité du champ visuel. Je repousse toute pensée, tout jugement, je ne veux qu'observer, pendant un repos parfait de l'œil comme de l'ensemble de l'organisme envers les impressions extérieures, ce qui apparaît dans l'obscurité de l'œil sous forme de reflet d'états organiques intérieurs situés dans d'autres parties du corps.

35. Alors qu'au début, le champ de vision obscur est encore riche de taches lumineuses isolées, de nuées, de couleurs changeantes et successives, il apparaît bientôt à leur place des images limitées d'objets divers, d'abord dans un chatoiement mat, puis plus distinctement. Il est indubitable que ces images sont réellement luminescentes, et souvent aussi colorées. Elles se meuvent, se transforment, naissent souvent juste sur les bords du champ visuel avec une vivacité et une netteté de l'image qui, par ailleurs, n'est jamais atteinte quand nous regardons une chose placée sur le côté du champ de vision. Le plus petit mouvement de l'œil les fait habituellement disparaître, même la réflexion les effarouche et les fait fuir. Il est rare que ce soient des formes connues, habituellement ce sont des figures, des hommes, des animaux étranges que je n'ai jamais vus, des pièces illuminées dans lesquels je ne suis jamais allé. Il est impossible de reconnaître le moindre rapport entre ces manifestations et ce que j'ai vécu le jour. Je poursuis ces manifestations souvent pendant des demi-heures, jusqu'à ce qu'enfin elles aboutissent aux images oniriques du sommeil.

36. Je suis capable d'apercevoir ces manifestations non seulement la nuit, mais à n'importe quel moment du jour. J'ai passé bien des heures de repos, très éloigné du sommeil, à les observer les yeux fermés. Je n'ai souvent besoin que de m'asseoir, de fermer les yeux, de faire abstraction de toute chose, et ces images accoutumées qui sont mes amies depuis

ma plus tendre enfance apparaissent involontairement. Si le lieu est bien obscur, je me contente d'être au repos mental complet, sans humeur exaltée ; si seulement je n'ai pas mangé ni consommé de spiritueux, alors je puis être assuré de la manifestation, bien qu'il ne soit pas question de dormir.

37. Souvent, l'image lumineuse apparaît dans le champ visuel obscur. Souvent aussi, avant l'apparition des images singulières, l'obscurité du champ de vision s'éclaire peu à peu, pour aboutir à une sorte de lumière interne, diurne et mate. Juste après apparaissent les images. Depuis que j'observe ces phénomènes, j'ai trouvé l'éclaircissement progressif du champ de vision aussi remarquable que l'apparition des images luminescentes. Car voir survenir peu à peu, en pleine journée, avec les yeux fermés, le jour luminescent de l'intérieur, et voir défiler dans ce jour de l'œil des formes luminescentes qui sont les produits de la vie propre du sens, tout cela à l'état de veille, loin de toute superstition, est quelque chose de vraiment merveilleux pour l'observateur.

38. Comme je me suis réjoui, quand j'ai retrouvé, dans les *Affinités électives*[7], comment l'auteur, un des hommes à la sensibilité la plus vigoureuse, grâce à une riche auto-observation, sait donner la vérité de la vie à la forme artistique ! On y lit à propos d'Ottilie : *« Quand elle se couchait le soir et percevait la douce sensation qui sépare le sommeil de la veille, il lui semblait qu'elle jetait le regard dans une pièce très claire, mais pourtant doucement illuminée. Elle y voyait Eduard, tout à fait distinctement, et habillé non comme elle le voyait d'habitude, mais en uniforme de guerre, à chaque fois dans une position différente, qui était toutefois parfaitement naturelle et n'avait rien de fantastique : debout, marchant, couché, à cheval. La forme, qui était figurée jusque dans les moindres détails, se mouvait volontairement devant elle, sans qu'elle fasse rien pour cela, sans qu'elle le veuille ou qu'elle excite son*

[7] *Die Wahlverwandtschaften*, ouvrage de Goethe.

imagination. Souvent elle le voyait entouré, en particulier par quelque chose de mobile, qui était plus sombre que le fond clair ; mais elle ne distinguait à peine les ombres qui pouvaient lui apparaître parfois comme des hommes, des chevaux, des arbres, des montagnes. Habituellement, elle s'endormait avec cette apparition ».

39. Je puis distinguer avec la plus grande précision le moment où le phantasme (*Phantasma*) devient luminescent. Je suis assis là depuis longtemps, les yeux fermés. Tout ce que je veux m'imaginer est pure représentation, délimitation représentée dans le champ de vision obscur, rien ne luit, rien ne se meut organiquement dans le champ de vision. Et d'un coup surgit le moment de la sympathie entre le fantastique et le nerf optique, soudain des formes luminescentes sont là, sans aucune incitation venue de la représentation (*Vorstellung*). L'apparition est soudaine, elle n'est jamais *d'abord* imaginée, représentée (*vorgestellt*) *puis* luminescente. Je ne vois *pas* ce que je *voudrais* voir ; je ne puis qu'accepter de voir dans sa luminescence ce que je *dois* voir, sans aucune incitation.

40. L'objection bornée consistant à dire que ces manifestations sont représentées comme en rêve, mais de façon luminescente, ou qu'elles sont, comme on dit, imaginées, tombe ici d'elle-même. Je puis pendant des heures imaginer et me représenter (*mir… einbilden und vorstellen*) quelque chose : si la disposition à l'apparition lumineuse n'est pas là, jamais ce représenté premier n'obtiendra l'éclat de la vie. Et un élément luminescent, qui n'a pas été d'abord représenté, apparaît soudain contre ma volonté, sans aucune association repérable. Mais cette manifestation, que je suis capable de voir luminescente même en état de veille, illumine aussi sûrement que le fait l'éclair que j'obtiens en comprimant l'œil, et qui est un phénomène visuel subjectif.

41. Ces phénomènes surviennent le plus facilement quand je me sens très bien, quand aucune excitation particulière ne

règne dans une quelconque partie de mon organisme (qu'elle soit psychique ou physique), et en particulier quand j'ai jeûné[8]. Le jeûne me permet de donner une vivacité merveilleuse à ces phénomènes. Je n'ai rien remarqué quand j'ai bu auparavant du vin.

42. Je suis certain que chacun connaît ces manifestations, au moins sous forme de traces. De fait, les images de nos rêves, qui nous apparaissent habituellement aussi dans l'espace visuel clair, ne sont rien d'autre que la continuation de ces manifestations précédant l'endormissement[9]. Et de même que ces dernières se transforment en images de rêve, elles persistent aussi souvent après l'éveil pendant une brève période dans le champ visuel, puis s'évanouissent progressivement sous forme de taches de lumière et de nuées, effarouchées par l'excitation plus intense de la substance du sens visuel par le monde extérieur. Celui qui n'est pas disposé à ces manifestations durant le jour pourra au moins y être attentif avant l'endormissement, s'il ne l'a pas déjà été. Celui à qui elles n'apparaissent pas avant l'endormissement est quand même assuré de ce même phénomène en rêve.

43. Ainsi, chez d'innombrables personnes, ces manifestations apparaissent avec une vivacité aveuglante et souvent même alors qu'elles ont les yeux ouverts, en plein jour, comme le prouve l'histoire qui retrace leurs interprétations incorrectes, qui en faisaient des visions, des spectres, des manifestations magiques, de la clairvoyance magnétique. Elles sont connues du médecin depuis longtemps sous le nom d'hallucinations en cas de fièvres ou de maladies du cerveau, dans l'hystérie, l'hypocondrie, la catalepsie, chez les fous, dans l'extase et les états apparentés.

---

[8] Ce qui est une excitation, en tout cas une disharmonie.

[9] Pont avec le rêve. Le rêve est une suite hypnagogique construite plus tard.

44. Il s'agit ici d'abord d'une auto-observation sans préjugé, parfaitement sereine, dans un état de santé totale ; c'est elle qui était le but de l'exposé que je viens de communiquer. Souvenons-nous aussi de ceux pour qui ces manifestations sont accessibles au même degré ou sont, encore plus vives, habituelles, et qui pourtant, ne déformant ce phénomène simple ni par l'exaltation ni par la superstition, le considèrent comme une richesse de leur être sensible.

45. Cardan rapporte de lui-même, dans le 18ème livre *De subtilitate* : « Cela se produisit de ma quatrième à ma septième année ; en effet, toujours de la deuxième heure du jour jusqu'à la quatrième, ou un peu après si je m'étais levé ou réveillé un peu plus tard, je voyais des images au pied de mon lit, comme constituées de petits anneaux ou halos : des images d'arbres, de bêtes sauvages, d'hommes, de collines, d'armées équipées, d'instruments de guerre ou de musique et autres choses de ce genre, s'élevant puis descendant, se succédant les unes aux autres. Et comme le petit enfant que j'étais était très charmé par elles, ma mère Clara et son amie Margaretha m'interrogeaient quelquefois attentivement sur ce que je voyais. Et moi, bien que tout petit, je n'ignorais pas que c'était quelque fait prodigieux, et pour cela je niais invariablement, craignant que, si je le révélais, le simulacre m'abandonnerait ou que quelque chose de mal m'arriverait pour avoir dévoilé le secret ». Cardan croit connaître la raison intérieure de ces phénomènes et en appelle ici à un passage d'Averroès, qui toutefois indique sa vraie raison.

46. Nous achevons le témoignage du merveilleux et remarquable Cardan, comme il convient, par un autre provenant de Spinoza, penseur profond, souverainement rationel, fuyant tout merveilleux : *« Comme un certain matin, alors que le ciel commençait déjà à s'éclairer, je m'éveillais d'un sommeil très lourd, des images, qui s'étaient présentées à mon esprit pendant le sommeil, se trouvaient aussi vivantes devant mes yeux que si elles*

avaient été des choses vraies, et surtout celle d'un Brésilien noir et crasseux que je n'avais jamais vu auparavant. Cette image disparaissait quand je fixais mes yeux sur un livre ou quelque chose d'autre ; et quand je dirigeais à nouveau mes yeux vers cet objet, sans regarder quelque chose d'autre, cette même image du même Éthiopien m'apparaissait avec autant de vivacité, de manière successive, jusqu'à ce qu'enfin peu à peu elle disparaisse du côté de la tête ». Baruch de Spinoza, *Œuvres Posthumes, Lettre XXX*, « Au très savant et très avisé Pierre Balling ».

47. Mentionnons une présentation pertinente et sans préjugé de ces phénomènes de sommeil-veille qu'un anonyme a récemment fait paraître dans le *Magazin der Erfahrugnsseelen–kunde* (Magazine de psychologie expérimentale) de Moritz et Pockel, 5ème vol., 2, p. 88. Tout le monde connait les phantasmes que Nicolai a eu en plein jour alors qu'il était malade, et qui ont duré des mois. Chez Nicolai, les images de la fantaisie, lumineuses, ne survenaient à l'état de santé qu'entre le sommeil et la veille (*Berlinische Monatsschrift* v. Viester, 1799. p. 350). Dans son écrit où abondent les auto-observations pertinentes, *Beiträge zur Physiognomie und Eautognosie* (Contributions à la physiognosie et à la séautognosie), Munich, 1812, p. 236, Gruithuisen a cherché à montrer, à partir d'expériences personnelles ou provenant d'autres individus, que les images des rêves sont des expressions vitales des organes sensoriels. Nasse, dans sa *Zeitschrift für Anthropologie* (Journal d'anthropologie), 1825, 3, p. 166, a livré une auto-observation très pertinente portant sur les images de la fantaisie précédant l'endormissement qui, dans l'essentiel, concorde parfaitement avec ma présentation précédente. Nous apprenons dans son traité identifiant l'image consécutive au contenu de la mémoire, que Purkinje lui aussi devait avoir souvent des manifestations visuelles subjectives de ce genre (*Beiträge zur Kenntnis des subjectiven Sehens,* Contributions à la connaissance de la vision subjective, p. 166).

48. Il est extrêmement réjouissant de noter que c'est cet écrit précisément qui a donné envie à Goethe de communiquer quelque chose de l'expérience vivante qu'il avait de sa propre fantaisie. C'est peut-être ce qui l'a incité à ces passages remarquables des *Affinités électives*, sertis dans une création artistique, où il parle des images de la fantaisie (ce sur quoi nous aurons l'occasion de revenir à différentes reprises) : *« J'avais un don : quand je fermais les yeux et quand, baissant la tête, je pensais au milieu de mon organe visuel une fleur, elle ne persistait pas quelque temps dans sa forme première, mais se décomposait, et à partir de son intériorité se déployaient encore de nouvelles fleurs à partir de feuilles colorées, sans doute aussi vertes ; ce n'étaient pas des fleurs naturelles, mais fantastiques, et pourtant régulières comme les rosaces d'un sculpteur. Il était impossible de fixer la création bourgeonnante, en revanche elle durait aussi longtemps qu'il me plaisait, ne fanait pas et ne se figeait pas. Je pouvais produire la même chose quand je pensais à l'ornement d'un vitrail multicolore, qui également se modifiait sans cesse depuis le centre jusqu'à la périphérie, tout à fait comme le kaléidoscope, qui n'a été inventé que de nos jours ».* Goethe, « *De la morphologie et de la science de la nature* ».

49. Cette liberté de la vie sensible intérieure peut aussi nous paraître le stade le plus élevé, séparé par une grande différence de la forme la plus simple du phénomène, que j'ai d'abord décrite en me basant sur ma propre expérience. Nous pourrons sûrement comprendre cette différence une fois que nous aurons fixé les phénomènes fondamentaux. Les exemples d'une imagination volontaire active au sein du sens sont certes extrêmement rares, mais ils constituent aussi les fleurs les plus pures et les plus hautes de la sensorialité et de la vie sensorielle, élevée bien au-dessus de ces visions naïves, dans lesquelles la superstition, sous la forme de l'exaltation religieuse ou de la croyance erronée, soit révère et adore, soit redoute les créatures de la vie propre de nos sens.

50. Afin que ce dernier exemple de liberté souveraine dans la vie sensorielle ne se trouve pas isolé, mentionnons encore une fois cet homme remarquable à qui nous avons déjà fait appel, Cardan. Il rapportait de lui-même qu'il avait pu voir devant son œil ce qui lui venait à l'esprit, ce qu'il voulait tout simplement. On voit apparaître aussi dans l'Antiquité, ici et là, un exemple d'une telle sensibilité intérieure dépourvue de préjugé. Aristote évoque quelque part dans le *Parvis naturalibus* un homme de ce genre, et Quintilien raconte du peintre Théon de Camos : *« Théon Samius est le plus habile à concevoir des visions, qu'ils appellent* phantasias ». Quintilien, XII, 10. 6 ; VI, 2. 29.

51. Quelle que puisse être l'ampleur de ces manifestations dans l'histoire de la vie, nous n'avons mentionné jusqu'à présent dans notre rapport que les témoignages excluant une interprétation biaisée due à une mystification. Nous ne voulions entendre que la voix des témoins qui considéraient les histoires de leur sens sans passion, sans préjugé, comme des expressions de la vie. Ce n'étaient ni des clairvoyants magnétiques, ni des ascètes ravis, ni des démoniaques. C'est seulement après avoir délimité le phénomène de tous ses côtés que nous pouvons explorer les états dans lesquels sa manifestation est favorisée.

52. Ainsi, dès maintenant, il est absolument indubitable que ces phantasmes (*Phantasmen*) sont complétés par l'opération de l'imagination à partir des taches lumineuses, nuées et couleurs situées au niveau de l'organe visuel. De la manière que nous complétons ce qui est incomplet pour le rendre complet, en plein jour, par l'action de l'imagination (*Einbildungskraft*). J'ai certes souvent remarqué, alors que je fermais les yeux, que les taches de lumière et les nuées situées au niveau de l'organe visuel devenaient des formes particulières. Mais dans ces circonstances, c'était la tache de lumière, dans laquelle l'imagination voyait tantôt un nuage,

tantôt un animal, qui en fin de compte persistait. Elle ne disparaissait pas malgré toutes les modifications de l'élément imaginé, elle restait en place, et je pouvais du fait de sa ténacité réfléchir sur la non-vérité (*Unwahrheit*) de ce qui était imaginé.

53. Les phantasmes naissent plutôt, et c'est le cas le plus fréquent, de façon soudaine, et non de taches lumineuses ; ils constituent eux-mêmes, en raison de la délimitation marquée de leur forme, les taches de lumière. L'espace visuel complètement obscur dans lequel je regarde, empli de l'attente de la manifestation à venir, se garnit soudain de bâtiments, de plantes etc. Ces images disparaissent tout aussi vite lors de l'apparition de la réflexion, le moindre mouvement des yeux les abolit. Elles disparaissent aussi fugitivement que les représentations fantastiques se forment. Si donc des phantasmes naissent aussi de taches lumineuses, les météores luminescents ne se comportent par rapport aux phantasmes qui sont nés d'eux que comme un phantasme envers un autre qui s'est constitué à partir de lui.

7. Le lieu de la manifestation fantastique

54. En règle générale, les aveugles ne rêvent pas d'objets visibles. On pourrait conclure de cette expérience, dont l'importance a été soulignée par Darwin et récemment par Gruithuisen, que la substance du sens visuel de l'œil lui-même, ou bien l'extrémité de la substance du sens visuel, qui est déterminée à être affectée par le milieu extérieur, est aussi l'organe où les images lumineuses internes, de la veille ou du rêve, sont imaginées. Mais il n'en va pas ainsi. L'expérience qui montre que l'aveugle ne rêve plus de choses visibles, que donc, si l'extrémité de la substance du sens visuel dans l'œil ou la rétine est paralysée, la substance du sens visuel est en général aussi paralysée, et toute imagination cesse à l'intérieur de cette substance, cette expérience n'est

absolument pas aussi universelle que Darwin et Gruithuisen l'indiquent. Écoutons à ce sujet Zeune :

55. *« En ce qui concerne les images oniriques des aveugles, tantôt ils croient véritablement voir pendant leur sommeil, tantôt ils sont conscients de leur cécité. J'ai dit images oniriques, parce que l'on observe aussi non seulement chez les aveugles, mais aussi chez des voyants, ces images vigiles avec cet égarement dans la vision, indépendant du milieu extérieur, cette distraction par rapport au monde extérieur, contrastant avec le recueillement devant le monde intérieur. Chez deux de mes élèves, aujourd'hui éducateurs de l'établissement, Engel et Grothe, ces images vigiles trompeuses dépendent du temps qu'il fait. Lorsque l'air est clair, ils ont des manifestations agréables, lorsque le temps est brouillé, ils voient en revanche des formes confuses. Ces images changeantes sont leurs indicateurs météorologiques ».* Belisar, p. 25.

56. Tout aussi important est le rapport que le Professeur Baczko, de Königsberg, aveugle, fait sur lui-même : *« Il avait 22 ans lorsqu'il devint aveugle ; il s'était beaucoup occupé de peinture, de modelage et d'autres travaux artistiques, et sa fantaisie était très vive, si bien qu'il expliquait lui-même ainsi le fait étrange qu'il ait conservé des images visibles qu'il voit en rêve. Baczko raconte aussi que le célèbre flûtiste Dulon, qui devint aveugle dans les premiers jours de sa vie, et doit donc être considéré presque comme un aveugle-né, lui a raconté que parfois dans ses rêves il voyait des formes hideuses et grimaçantes, mais toujours les mêmes ».* Extrait d'un essai manuscrit du Professeur Baczko sur les rêves des aveugles dans la *Physiologie* de Rudolphi, 2ème vol., p. 283, dont la diffusion complète ne peut qu'être souhaitée par tout le monde.

57. Dans la *Berliner Monatschrift* de Biester, 1800, octobre, p. 253, un médecin cite le cas suivant : *« À Merkendorf près d'Anspach vivait encore, il y a quelques années, une vieille sage-femme complètement aveugle qui se plaignait à moi que rien ne la tourmentait plus que des apparitions assez fréquentes, non pas d'esprits, mais*

d'animaux et d'hommes qu'elle voyait devant elle en chair et en os avec des couleurs criardes, comme si elle n'avait pas été aveugle ».

58. Nous voyons parmi ces faits extrêmement importants qu'après une paralysie complète de la rétine ou de la partie la plus externe de la substance du sens visuel, celle qui est destinée aux impressions extérieures, et dès lors qu'il est impossible à l'élémentaire d'agir sur l'extrémité de cette substance, nous voyons donc que d'autres parties internes de cette substance peuvent être affectées par des stimuli internes. Nous savons que pendant la journée, à l'état de veille, l'aveugle voit des images luminescentes, ce qui ne nous arrive qu'en rêve, ou bien lorsque nous avons les yeux fermés et que nous nous sommes retirés du monde visible extérieur, et nous savons même que quelqu'un que l'on doit considérer comme un aveugle-né peut malgré cela voir des formes dans ses rêves.

59. De fait, si l'ensemble de la substance du sens visuel était paralysé chez un individu, et pas seulement, comme c'est habituel dans la cécité, uniquement la rétine, cet individu ne pourrait plus avoir l'intuition sensible du repos de la substance du sens visuel : l'obscurité. Dans l'obscurité du champ de vision au repos, l'imagination limite encore ses formes. Voir des formes, dans l'obscurité de l'espace visuel intérieur, et même si elles ne sont que des délimitations de l'obscurité : on ne peut enlever cela à l'aveugle-né, et comme nous venons de le voir, on ne le lui conteste pas. Mais quelle question pourrait-on poser à un aveugle-né, qui, né tel en raison de l'opacité des milieux de l'œil, a retrouvé la vue grâce à une opération ? Sur la différence de ses rêves pendant et après sa cécité ? Etc. Ce serait vraiment mieux que ces questions bornées sur la vision oblique ou droite, qui nous servent uniquement à confirmer nos préjugés !

60. Revêtent aussi une importance extrême les rares observations disponibles sur des aveugles qui, en état de folie, présentent des manifestations visuelles subjectives. Les expériences dont je parle sont celles d'Esquirol. Esquirol a traité un homme d'affaires qui, après une vie très active, à 41 ans, fut atteint de la cataracte noire. Quelques années plus tard, il devint maniaque, était très agité, parlait à voix haute avec des personnes qu'il croyait entendre ou voir, il voyait les choses les plus bizarres, souvent ses visions le plongeaient dans le ravissement le plus vif.

61. Il y avait à la Salpêtrière en 1816 une Juive de 38 ans ; elle était aveugle et furieuse, elle voyait les choses les plus étranges, des personnes de sa connaissance ; elle mourut soudain. Esquirol trouva une atrophie des nerfs optiques depuis le chiasma jusqu'à leur arrivée dans l'œil *(Dictionnaire des sciences médicales. Hallucinations).*

62. Ces observations sont des pépites d'or. Il y a encore dans le délire une excitation des parties les plus internes de la substance du sens visuel, dont l'extrémité réceptive à l'action de leur stimulus externe est paralysée. Les prolongements des nerfs optiques depuis le chiasma jusqu'à leurs lieux d'origine dans le cerveau sont encore capables de produire une sensation lumineuse sous l'action des stimuli organiques intérieurs, quand est détruite leur expansion vers l'extérieur, qui est destinée à voir l'élémentaire comme un jour lumineux.

63. Nous pouvons l'affirmer hardiment : aussi longtemps que la sensation de l'obscurité n'est pas abolie, aussi longtemps que l'aveugle voit encore l'obscur, des sensations lumineuses, des *hallucinations,* sont aussi possibles. Je n'ai pas encore entendu parler d'un aveugle qui n'ait pas pu un jour ou l'autre voir l'obscurité. Et pourtant, l'obscur est quelque chose de positif, et n'est éprouvé que là où se trouve la

substance du sens visuel ; car il est impossible d'avoir une sensation de l'obscur pour ce qui se trouve derrière nous. Puisse pourtant un homme formé communiquer des observations sur la vision lumineuse des aveugles dans les délires des maladies fébriles : un établissement pour aveugles devrait donner nombre d'occasions dans ce sens.

64. Si les images oniriques et les manifestations visuelles dans les délires sont les mêmes phénomènes que ceux que j'ai décrits plus haut dans l'état de veille, alors elles ne se produisent en général que dans les parties les plus internes de la substance du sens visuel, et non, comme les images éblouissante, dans la rétine elle-même. Quand une image d'éblouissement affectant partiellement la rétine en raison d'une stimulation externe immédiate persiste sur la rétine, elle peut, avec le mouvement des yeux, être elle-même mue par rapport aux objets externes. Même si elle ne change jamais de localisation par rapport à l'ensemble du champ visuel, malgré tous les mouvements oculaires, elle peut quand même changer avec le champ visuel son rapport à l'espace externe ou à notre propre spatialité, et ce par le mouvement des yeux. Elle est déplacée vers le haut, vers les côtés, par le mouvement des yeux dans ces directions.

65. Si l'image d'éblouissement était simple, c'est-à-dire si elle se formait par le biais d'une affection de parties identiques des deux rétines, elle devrait rester simple malgré tous les mouvements des yeux, parce que le rapport d'identité dans les rétines ou les champs visuels subjectifs ne peut jamais être modifié par un quelconque mouvement relatif des yeux. Quel que soit le mouvement des deux yeux, seul un champ visuel simple avec son image d'éblouissement simple peut se mouvoir vers le haut, le bas, les côtés. Mais l'image d'éblouissement ne peut avoir son siège que dans la partie de la substance du sens visuel qui peut être mue, et qui peut modifier sa situation relative par rapport à l'extérieur.

66. Il en va en partie différemment avec les images fantastiques[10]. Leur survenue alors que l'œil est détruit prouve déjà qu'elles ont leur siège dans les parties profondes, immobiles, de la substance du sens visuel. De même, les yeux fermés, je n'ai jamais pu les faire se mouvoir avec les yeux comme les images d'éblouissement. S'il y a des images fantastiques dans le champ visuel quand les yeux sont ouverts, elles se placent à vrai dire avec les images objectives dans un seul et même champ visuel, et ici, les images fantastiques doivent coïncider, dans l'axe visuel ou au centre du champ visuel subjectif, avec les images des objets externes, qui accèdent successivement au centre du champ visuel par le mouvement des yeux.

67. De fait, ceux qui ont vu des images fantastiques à l'état de veille, leurs yeux étant ouverts, témoignent que l'on ne peut pas en détourner le regard, c'est-à-dire que si elles occupent à peu près le centre du champ visuel, elles coïncident avec tous les objets qui pénètrent dans celui-ci lors d'un mouvement de détournement des yeux. Gruithuisen a, dans l'ouvrage cité, p. 238 et 259, recueilli des observations faites sur lui-même et chez d'autres auteurs.

68. En rêve, nous ne pouvons jamais non plus détourner le regard de nos visions, parce qu'elles se trouvent au sein même de la partie immobile de la substance du sens visuel. C'est une expérience qui se répète pour la même raison dans toutes les manifestations sensorielles du rêve. Nous ne pouvons jamais échapper à une sensation à laquelle la représentation d'une cause externe est associée, nos forces nous quittent plus tôt que cet objet onirique ne quitte nos sens.

---

[10] Relevant de la fantaisie (*Phantasie*, l'un des noms de l'imagination en allemand, avec *Einbildung[skraft]* et *Imagination*).

69. Si les images oniriques luminescentes sont encore présentes lors de l'éveil, elles conservent sans doute leur localisation constante dans le champ visuel, mais elles recouvrent toujours avec le mouvement des yeux d'autres parties du monde visible extérieur. *« J'ai rêvé que je montrais à une dame la belle couleur violet-bleu du flusspath*[11] *sur des charbons incandescents. Cette expérience réussissait dans le rêve apparemment si bien que mes yeux en furent alors éblouis comme par la lumière du soleil. Sur ce, je m'éveillai et j'avais dans l'œil une tache jaune. Cette tache finit par être violet-noir, alors j'ouvris les yeux, et elle se tenait en direction de la fenêtre, plus sombre que les autres parties de l'œil, et se mouvait avec les yeux exactement comme d'autres illusions pendant la veille, en recouvrant les objets » ;* Gruithuisen, op. cit. p. 256.

70. Cette auto-observation semble même donner de la vraisemblance au fait que pour les images fantastiques elles aussi, comme pour les images d'éblouissement, de nouvelles impressions provoquent un changement et un renversement de leur clarté, de leur obscurité et de leur couleur.

71. Gruithuisen, qui, en s'appuyant sur l'observation de Darwin (qui note le manque d'images oniriques chez les aveugles) place le siège de ces images dans la rétine, affirme que les images oniriques après l'éveil, lorsque les yeux sont encore fermés et bougent, se meuvent elles aussi. Je dois le contredire absolument sur ce point. Je n'ai jamais pu mouvoir les images fantastiques en bougeant mes yeux fermés avant de m'endormir. Quand, alors que les yeux sont ouverts, elles semblent se mouvoir avec le mouvement oculaire au-dessus des objets externes, il s'agit d'une apparence qui ne repose que sur le fait que d'autres objets coïncident de façon variable avec certaines parties du champ de vision, coïncidence causée par le mouvement des yeux. De fait, comme nous l'avons démontré plus tôt contre

[11] Spath (nom de certains minéraux) fluoré ou fluorite.

Gruithuisen grâce à des expériences relatives aux aveugles, si les images fantastiques ont leur siège dans les parties les plus intérieures de la substance du sens visuel, le mouvement des images fantastiques avec le mouvement des yeux est une contradiction patente et insoluble.

72. Les images d'éblouissement dans l'extrémité mobile de la substance du sens visuel, et les images fantastiques dans ses parties intérieures immobiles, concordent en ce qu'elles affirment un rapport constant avec la spatialité du champ visuel malgré toutes les impressions exercées sur lui ; mais elles se distinguent essentiellement sur ce point. Les images d'éblouissement dans l'extrémité mobile de la substance du sens visuel modifient, en suivant le mouvement des yeux, leur rapport topographique relatif avec notre propre corporéité ; les images fantastiques affirment, malgré tous les mouvements des yeux fermés, une place constante dans le rapport à notre propre spatialité, si elles ne se meuvent pas pour des raisons internes propres à leur manifestation.

73. Il ressort en même temps de tout cela que les parties internes de la substance du sens visuel correspondent aux parties externes de la rétine, en ce qui concerne la spatialité du champ visuel subjectif ; que certaines parties de la substance interne du sens visuel sont des prolongements identiques de certaines parties de la rétine, et que des affections de l'une et de l'autre coïncident concernant le lieu dans le champ de vision subjectif, dès lors qu'elles sont identiques, de même que dans les deux yeux, des parties identiques se correspondent, dont l'affection simultanée est une par rapport au lieu subjectif de ce qui est vu.

74. Donc, si *a b* est la rétine en tant qu'extrémité extérieure de la substance du sens visuel destinée à accueillir les impressions extérieures et en même temps les images d'éblouissement excitées par celles-ci, *c d* les parties

intérieures de la substance du sens visuel dans le cerveau, dans lesquelles les images de la fantaisie proviennent d'une manifestation, alors les impressions coïncident au point *x* de la rétine ou au centre de celle-ci, avec les impressions au point *y* des parties intérieures, en ce qui concerne le lieu dans le champ de vision subjectif. Quelle que soit la manière dont *a b* ou l'extrémité extérieure de la substance du sens visuel peut bouger avec les mouvements de l'œil, tout ce qui affecte successivement *x*, le centre de la rétine, donc *m, n, o* dans d'autres positions de l'œil, coïncide à chaque fois avec le point *y* des parties immobiles intérieures. L'image de la fantaisie en *y* ne peut jamais se mouvoir par un mouvement de l'œil *a b*, mais les images d'éblouissement fixées au point *x* de la rétine, affirmant leur place dans le champ visuel, changent avec l'œil *a b* leur rapport topique à la spatialité de l'ensemble de l'organisme.

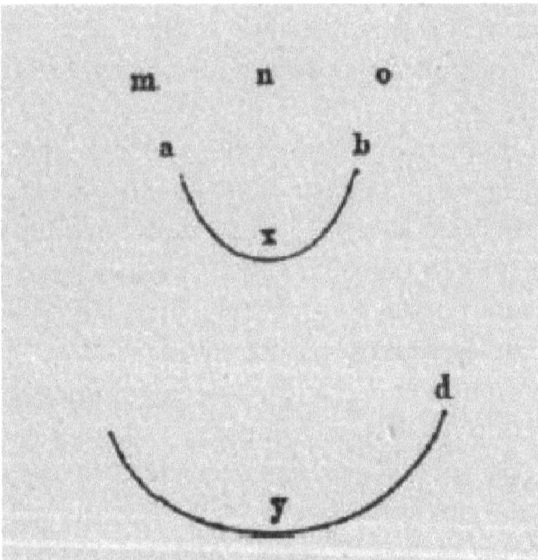

Tel est le rapport entre les images d'éblouissement ou les images objectives, et les images fantastiques.

II

L'histoire vitale des manifestations visuelles fantastiques

75. Après avoir donné une base scientifique à la genèse des images de la fantaisie en les considérant comme les expression du fonctionnement des sens, nous avons maintenant à déterminer dans l'histoire vitale de ces manifestations leur ampleur, à faire la connaissance des multiples états dans lesquels un seul et même phénomène se réalise, depuis le degré le plus simple jusqu'au plus élevé de la sollicitation volontaire.

1. L'imagination plastique dans le champ visuel obscur ou luminescent sans émission lumineuse autonome du phantasme

76. La fantaisie (*Phantasie*), qu'elle agisse dans la substance sensorielle ou en dehors d'elle, n'est pas sans effet sur le sens. En ne représentant que du visible, elle le représente dans le champ visuel lumineux ou obscur de la substance du sens visuel. L'obscurité qui s'étend devant les yeux, et le jour lumineux devant eux, ne sont jamais que le champ visuel subjectif de la substance du sens visuel, là au repos, ici dans son affection. Tout ce qui est fantasié ou représenté à travers des formes a une délimitation représentée qui ne doit jamais être pensée que comme une délimitation dans le champ visuel subjectif obscur ou lumineux de la substance du sens visuel.

77. La fantaisie, agissant de manière plastique, est pourtant de ce fait, même si ses images ne ressortent pas d'une façon luminescente, déjà active, dans la mesure où elle délimite des

formes dans l'unique tableau des formes : le champ visuel obscur ou lumineux. Il est donc extrêmement significatif que l'on trouve, en lisant les *Affinités électives*, chapitre 3, dans le journal d'Ottilie : *« On peut penser ce que l'on veut, on se pense toujours en train de voir. Il se pourrait bien qu'un jour, la lumière intérieure sorte de nous, si bien que nous n'aurions plus besoin d'une autre »*.

2. L'imagination plastique dans le champ visuel obscur ou éclairé, dont la production se fait à partir d'impressions sensorielles imparfaites

78. Même dans une pièce complètement obscure, c'est-à-dire lors d'un repos absolu de la substance du sens visuel, nous voyons les formes représentées avec une vivacité effrayante, sans qu'elles se distinguent par un quelconque éclairage du reste de l'obscurité. Si l'obscurité adopte en soi déjà des formes par le biais de la production imaginaire de la fantaisie (*Einbilden der Phantasie*) dans la substance du sens visuel, nous ne devons pas être étonnés que, même à la lumière du jour, quand la fantaisie a une certaine vivacité, les délimitations les plus imparfaites dans le champ visuel subjectif soient constituées par l'imagination (*Imagination*) en formes parfaites. Il y a des personnes à la fantaisie vive, qui n'ont besoin que de quelques points ou traits dans le crépuscule pour que leur fantaisie plastique affairée lie en les complétant ces éléments et en fasse des formes visibles parfaites. Les enfants voient facilement, dans les contours les plus hétérogènes, des visages, des hommes, etc.

79. Cette plasticité de la fantaisie dans le champ visuel luminescent et obscur m'a souvent taquinée quand j'étais enfant. Je me rappelle notamment d'un épisode avec une vivacité extrême. Depuis la fenêtre de la chambre de la demeure de mes parents, je regardais une maison dans la rue, d'aspect un peu ancien, dont la chaux était très noircie en

bien des endroits, et était tombée en d'autres endroits, laissant des lambeaux de toute forme, qui faisaient apparaître un revêtement coloré ancien, et même peut-être le tout premier. Or je n'avais pas le droit de franchir le seuil ; je m'occupais donc de toute sorte de choses à la fenêtre pendant bien des heures du jour, et, regardant à travers elle, je contemplais toujours le mur effondré, couvert de suie, de la maison voisine, si bien que je réussis à reconnaître, dans les contours de la chaux effondrée et de celle qui était restée debout, nombre de visages auxquels l'observation, répétée souvent, donnait même un aspect parlant. La maison voisine avec ses murs était pendant des heures le seul élément spécifié dans mon champ de vision lumineux, qui revenait toujours dans son unicité, et il n'est pas étonnant que la fantaisie créatrice de formes finisse par apporter dans ce paysage monotone une espèce de vie.

80. Maintenant, si je voulais attirer l'attention des autres sur le fait que l'on est *obligé* de voir toutes sortes de visages dans la chaux effondrée, personne ne voudrait me donner raison ; et pourtant je les voyais très distinctement. Cette reconnaissance refusée à la fantaisie au moins, ne pouvait que me rendre rétif, la vision des visages devint pour moi quelque chose de mystérieux, même si je n'avais en fait à l'esprit que l'imagination. Des années après, je n'y réussissais plus, et bien que j'eusse mes figures encore bien distinctes dans mon esprit, je ne pouvais plus les retrouver dans les tracés à partir desquels elles s'étaient formées pour moi.

81. Cette vie propre de la fantaisie dans le champ visuel, merveilleuse et plastique, est à l'apogée de sa puissance dans l'obscurité, car les impressions sensibles objectives avec leur persistance, leur conformité aux lois, anéantissent la contradiction d'un jeu de la vie imaginaire, qui pourtant surgit sur-le-champ pour délimiter et modifier ses formes dans l'obscur fantôme formel de la substance du sens visuel.

Arbres, rochers nous taquinent par leurs traits gigantesques, leurs formes brutes se complètent avec une vivacité effrayante ou au moins merveilleuse.

> *Et les écueils, qui se courbent,*
> *et les longs pics de granit,*
> *comme ils grondent, comme ils soufflent.*
> *Et les racines, comme des serpents,*
> *s'extirpent du fond des rochers et du sable,*
> *étendent des liens étranges,*
> *pour nous effrayer, pour nous capturer ;*
> *depuis des pustules vivantes et horribles,*
> *ils tendent des fibres de polypes*
> *vers le passant.*
> Goethe, Faust, *Prologue dans le ciel.*

82. Une abstraction de la représentation sensible dans le champ visuel, qui pourrait bien être courante chez tout le monde, a sa place ici aussi. Considérons des figures très composées, construites à partir d'une quantité de figures singulières régulières, qui constituent elles-mêmes pour soi déjà un tout, des roses architectoniques, des ornements très contournés ; nous pouvons garder à l'esprit tantôt une partie de ces figures, tantôt l'autre, comme un tout, quelque chose d'incorporé à un tout supérieur. Nous apercevons dans une seule et même figure composée régulière tantôt l'étoile, tantôt l'hexagone, tantôt la rose qui se pressent à travers toutes les autres formes. Toutes ces figures singulières, réunies en un tout architectonique, occupent le même espace, mais nous conservons à l'esprit l'élément singulier de ce tout en l'imaginant vivement, le reste devenant pour nous un fond indifférent.

83. Dès lors que nous imaginons plus vivement dans le champ visuel telle ou telle chose, l'objet lui-même nous semble se modifier, comme si une feuille située sur une autre était retirée, ou bien comme les modifications des kaléidoscopes. C'est en même temps là-dessus que se fonde

le stimulus merveilleux que ces figures architectoniques à plusieurs membres, qui reposent sur une certaine conformité à des lois, exercent sur le sens. Elles ont quelque chose de mobile, de changeant, de vivace, ou plutôt le sens leur transmet, depuis le champ visuel, son propre mouvement, sa propre vie.

3. L'imagination plastique produisant à partir d'impressions sensorielles internes subjectives

84. Il est égal pour le sens que son affection soit suscitée de l'intérieur ou de l'extérieur, l'œil dans les deux cas voit de la lumière et des couleurs. Si donc, au deuxième stade, nous voyons des phantasmes se compléter dans le champ visuel à partir d'impressions extérieures, la même chose devra se produire si les impressions sur la substance du sens visuel sont des manifestations visuelles internes, dites subjectives. Quand les yeux sont fermés, le champ visuel n'est jamais exempt de semblables reflets dans la substance du sens visuel de stimulations organiques internes venues d'autres organes ; ils apparaissent ici sous forme de taches lumineuses, de brouillard, d'éclairs, de rayons, d'étoiles, de couleurs. La fantaisie qui agit comme une force plastique dans le champ visuel métamorphose même ces manifestations, et ce d'autant plus que, purement subjectives, elles sont bien plus changeantes, fugitives que celles qui sont nées régulièrement d'une incitation extérieure. Cette métamorphose a donc son maximum de netteté quand les yeux sont fermés avant l'endormissement.

4. L'imagination dans le champ visuel obscur avec luminescence des phantasmes, la clairvoyance du demi-sommeil

La clairvoyance dans la semi-veille

85. J'ai déjà montré combien ce stade se distingue radicalement de celui qui précède du point de vue de sa genèse. Il n'y a pas ici de manifestation visuelle subjective à type de tache lumineuse, de brouillard, qui se complèterait pour aboutir à des formes particulières. Le phantasme surgit soudain sous forme déterminée, luminescent dans le champ visuel, sans intention, sans volonté, sans incitation externe repérable. Sa genèse est la suivante. *Dans le premier stade* déjà, la fantaisie produit dans le champ visuel obscur et lumineux des phantasmes par le biais d'une délimitation pensée, représentée ; mais ces phantasmes ne sont pas encore spontanément luminescents, rien ne les distingue du tableau obscur du champ visuel si ce n'est la limite représentée du contour dans l'obscurité. La même chose se passe *dans le stade présent,* sauf que la fantaisie plastique, qui trace des limites dans l'obscurité du champ visuel, excite, quand la stimulation est plus importante, l'élément immanent à la substance du sens visuel, la lumière et la couleur ; les formes délimitées dans le champ visuel obscur sont luminescentes, colorées.

86. Les phénomènes, quant à eux, sont ceux que j'ai décrits plus haut, et que j'ai tirés de ma propre auto-observation. Par ailleurs, les images de la fantaisie que l'on trouve dans ce stade sont, selon mon expérience, qui concorde avec l'auto-observation d'autres auteurs, tout à fait indépendantes de ce avec quoi l'on s'est occupé tout au long de la journée.

5. L'imagination dans le champ visuel avec luminescence des phantasmes en rêve

La clairvoyance du rêve

87. Les images oniriques ne sont rien d'autre que les phantasmes luminescents qui apparaissent avant l'endormissement dans la substance du sens visuel, alors que les yeux sont fermés. En règle générale, elles s'accompagnent de la reconnaissance de leur objectivité, mais souvent aussi de la conscience de ne voir que des images oniriques. Dans ce dernier cas, les images oniriques ne sont en rien différentes des images de la fantaisie précédant l'endormissement. Dans mes auto-observations sur les images de la fantaisie précédant l'endormissement, je me suis souvent étonné du début du rêve réel (*wirklicher Traum*). Le rêve réel, avec assoupissement de la réflexion et attribution d'objectivité aux images de la fantaisie, survient de la façon la plus facile et la plus directe quand l'éclairage intérieur subjectif du champ visuel a pris peu à peu la place de l'obscurité. Tu as observé pendant longtemps les images singulières claires de la fantaisie dans le champ visuel obscur, mais peu à peu l'ensemble du champ visuel s'éclaire intérieurement comme sous l'effet de la lumière du jour, les images de ta fantaisie semblent marcher dans la lumière du jour elle-même. Plongé dans la perception de cette lumière diurne intérieure et de ce qui s'y passe, captivé, tu as toutes les raisons d'oublier ta situation réelle, qui ne t'impose aucune impression sensorielle de sa réalité. Au repos, couché dans ton lit, tu n'as plus conscience de celui-ci, mais seulement de la lumière diurne intérieure, tu es ravi à des centaines de miles, selon qu'elle éclaire d'autres images de ta fantaisie, d'autres contrées. Quel que soit l'endroit où tu rêves que tu te trouves, ton lit est l'île du rêve, inconsciente, depuis laquelle tu regardes dans la lumière diurne d'espaces lointains. Or puisque les images de la fantaisie sont

réellement luminescentes, nous ne rêvons presque jamais que nous nous trouvons dans l'obscurité.

88. De ce fait, l'œil, ouvert lors de l'éveil, est souvent encore empli d'images fantastiques, qui tout de suite, sous la puissance des impressions externes, commencent à s'éteindre peu à peu en passant par le stade de taches lumineuses. Ces images oniriques de la fantaisie peuvent aussi s'associer à des impressions sensorielles objectives. Le rêveur introduit les impressions extérieures dans la trame de la manifestation de son rêve. Dormant à midi, j'ai rêvé que les objets de mon rêve étaient soudain illuminés par une lumière merveilleuse. Ce qui fut aussi la raison de mon réveil. Je vis alors que pendant mon sommeil, alors que je m'étais d'abord trouvé à l'ombre, la claire lumière du soleil m'avait atteint.

89. Gruithuisen a le mérite d'avoir le premier mis en évidence la nature sensorielle réelle des images oniriques. Sauf qu'il n'est pas exact d'admettre que cette manifestation sensorielle a lieu dans l'œil lui-même ; il est aussi inexact de dire, comme il le fait, que jamais dans l'histoire on ne peut constater que quelqu'un savait que les organes sensoriels étaient affectés en rêve autant que s'ils avaient perçu dans la réalité les objets rêvés.

90. Démocrite avait déjà indubitablement quelque chose de cet ordre à l'esprit dans sa doctrine des idoles (*Eidola*)[12], quand il admet que le rêve est constitué par l'observation de figures passagères. Car pour lui, le voir objectif consiste en l'appréhension des *Eidola*, images s'écoulant depuis les choses. Quelle que soit son interprétation de l'activité sensorielle du sens de la vue, son activité dans le rêve est pour lui la même que pendant la veille.

---

[12] Images.

91. On peut dire la même chose de la doctrine d'Héraclite. L'activité sensorielle naît pour lui de la participation au *periekon* (ce qui délimite un corps) de l'éther céleste : *« La différence entre le sommeil et la veille, c'est que dans la veille l'*anastumiasis *(exhalaison) divine est retirée du* periekon *non seulement par la respiration seule, mais aussi par la vue et l'odorat, alors que pendant le sommeil la communication avec le* periekon *n'est plus limitée qu'à la forme simplement la plus générale de l'inspiration. Or celle-ci est la lumière, à vrai dire très souillée et troublée, que l'homme allume pour soi la nuit et dans laquelle, rêvant, il voit les choses ; car seule la lumière du mort est totalement éteinte »*. Ici aussi, on trouve la conviction fondamentale que même dans le rêve, les organes des sens eux-mêmes sont actifs.

92. Platon laisse manifestement les organes des sens être actifs dans le rêve : « *En fabriquant les yeux, les dieux envisageaient un organe de feu, qui ne brûle pas, mais donne une douce lumière. Quand la lumière du jour entoure l'écoulement de la vue, et quand le même se réunit au même en jaillissant, il s'esquisse en direction des yeux un corps, où que la lumière issue de l'œil rencontre la lumière extérieure. Mais quand le feu apparenté du jour passe dans la nuit, alors la lumière intérieure elle aussi est retenue. – Quand les yeux sont fermés, le feu intérieur lui aussi est retenu, et ainsi, tous les mouvements intérieurs s'apaisent et s'aplanissent. – Mais si quelques mouvements saillants sont encore restés, alors, quels que soient les mouvements et les points auxquels ils sont laissés, il apparaîtra justement semblables images de la fantaisie, aussi nombreuses »*.

93. Le document sur le rêve que j'ai ajouté prouve que pour Aristote, les organes sensoriels étaient actifs en rêve. Même Cardan, en parlant des images de sa fantaisie, pressent leur genèse et en appelle à la compréhension exacte d'Averroès. *« Alors que l'esprit asservi à l'imagination aurait conçu en imaginant des images de son ou de toute autre qualité, que l'odeur ou le toucher distinguerait, issues soit d'un mort soit d'un démon, et que celles-ci seraient transportées au sens qui correspond à cette manifestation, pour*

les odeurs à un instrument propre à l'olfaction, pour l'audition aux oreilles, pour les simulacres aux yeux, forcément, il [l'esprit] sentira, il entendra, il verra, sans l'aide d'aucun objet » ; Averroès dans *Collectaneis de re medica.*

6. L'imagination de phantasmes luminescents dans le champ de vision en état de veille-sommeil magnétique[13]

La clairvoyance magnétique

94. Celui qui nous aura suivis dans notre exposition et notre développement d'un seul et même phénomène dans divers états, n'aura pas l'idée de croire que dans l'état magnétique que l'on appelle clairvoyance, on voit avec le bout des doigts ou avec le creux de l'estomac. Il n'est en effet rien de plus ridicule que ces affirmations courantes pour lesquelles on n'a même pas cité un fait fiable, pour lesquelles on n'a pas même cherché sincèrement la preuve que seule une répétition sans cesse poursuivie et toujours plus rigoureuse aurait pu donner, pour ainsi dire *ex usucaptione*[14]. Ne faut-il pas présupposer la plus grande ignorance des lois optiques de la vision pour affirmer qu'un élément lumineux extérieur peut être vu par une surface animale, sans un organe par lequel la lumière provenant de l'objet, différente, qui par ailleurs illumine également dans toutes ses parties la surface sensible, est séparée même sur cette surface réceptive comme dans l'objet lumineux. Le creux de l'estomac, quand il voit, ne peut voir que la lumière provenant de l'objet. Cette lumière illumine le creux de l'estomac d'une façon générale. Toutes les parties de l'objet éclairent avec une lumière

---

13 *Magnetisches Schlafwachen.*

14 *« Par usucapion »,* règle par laquelle une personne qui a disposé d'un bien immobilier pendant des années sans en être réellement propriétaire peut en acquérir la propriété par prescription acquisitive.

variable la même partie de la surface, et pourtant cette surface est censée éprouver séparément la lumière spécifiée, comme dans l'objet !

95. Sans vouloir déterminer ici dans quelle mesure le prétendu *magnétisme animal* est réel, nous voyons depuis notre point de vue que dans un état similaire au somnambulisme naturel, presque complètement similaire à notre veille-sommeil habituelle extrêmement bienheureuse, et même vraisemblablement identique à elle, les images de la fantaisie qui apparaissent sont luminescentes.

96. Donc, s'il existe des moyens artificiels permettant de se placer dans l'état dans lequel nous sombrons tous les soirs avant de nous endormir, alors même les excitations fantastiques intérieures de la substance du sens visuel devront avoir lieu comme dans cet état. Celui qui pratique la clairvoyance magnétique ressemble tout à fait à celui qui est en état de veille-sommeil ou de semi-veille, il rêve en partie déjà comme ce dernier des rêves singuliers provoqués par ses facultés mentales singulières, tu peux t'entretenir avec lui de ses fantaisies, comme tu pourrais encore t'entretenir avec moi si les images de ma fantaisie étaient présentes longtemps avant l'endormissement quand j'ai les yeux fermés.

97. L'état de veille-sommeil quotidien n'a de ce fait rien de moins merveilleux, bienheureux, mystique que ce que l'on raconte de la veille-sommeil magnétique. Il faut se souvenir, dans la présentation suivante, de la veille-sommeil quotidienne, très pertinente, de ses propres expériences de l'obscurité. *« Dans cette période intermédiaire entre le sommeil et la veille, nous remarquons communément ces images bizarres, tantôt ridicules et indécentes, tantôt aussi effrayantes, qui traversent notre âme et dont l'origine semble constituer encore une énigme en physiologie. Parfois, nous nous souvenons sur-le-champ, d'un coup, sans percevoir en nous une association d'idées qui pourrait en expliquer le contenu, des*

choses que nous avions oubliées depuis longtemps ; des scènes de notre première enfance nous viennent à l'esprit, nous les voyons passer avec une précision étonnante sous nos yeux pour ainsi dire ; ou bien nous apercevons un objet clair et lumineux, une forme humaine affreuse, un cadavre, un précipice, une femme charmante, un contraste ridicule entre deux objets ; ou bien nous entendons un bruit de cloche distinct, un mot est dit à notre oreille, etc. Nombre de sensations de notre cœur et de notre conscience morale sont particulièrement remarquables dans cet état intermédiaire de l'âme humaine. Puis nous nous souvenons souvent avec une vive amertume intérieure d'une faute de notre jeunesse, qui, pendant que nous étions éveillés, n'avait pas coutume de produire en nous une sensation aussi désagréable ; nous rougissons de nous-mêmes dans la solitude silencieuse de la nuit à propos de certaines pensées, alors même que pendant toute la journée, nous étions protégés de ce sentiment. Une autre fois, une joie sautillante nous surprend, sans que nous sachions de quoi nous nous réjouissons, une angoisse sans que nous sachions ce qui nous angoisse. Une autre fois encore, nous nous perdons avec nos sombres pensées dans un lieu céleste sans fin, dans des nombres et des cercles infinis. » Etc. Moritz et Pockel, *Magazine de psychologie expérimentale*, 5ème vol., p. 92.

98. Dans l'état naturel qui survient quotidiennement, certains organes livrés à leur vie propre rêvent déjà, alors que d'autres veillent encore ; nous sommes capables de réfléchir sur cet état, dans lequel tu peux encore t'entretenir avec une autre personne de tes propres rêves et de tes propres visions. Que reste-t-il des miracles et de la félicité du clairvoyant magnétique, si nous excluons les tromperies infinies des magnétisés, les mystifications infinies du magnétiseur, qui se produisent du fait que tous deux, ne sachant rien de ce qu'ils veulent, aspirant au merveilleux, s'interprètent en rêvant leurs rêves réciproques, le premier à moitié vigile, l'autre éveillé.

99. Toute clairvoyance dans le cadre du magnétisme se réduit au l'éclairement libre du champ visuel obscur et aux images de la fantaisie au cours de la veille-sommeil, images

qui peuvent même apparaître lors de la veille parfaite quand on ferme les yeux. L'objet de l'image de la fantaisie peut être ici tout ce avec quoi la fantaisie s'occupe dans son activité reproductrice et productrice. C'est soit un élément réel reproduit, soit un élément irréel produit. Les descriptions des clairvoyants qui disent comment ils voient leur propre corps, leurs organes, sont les deux, phantasmes reproduits et produits, elles sont souverainement ridicules et seule l'interprétation de l'ignorant et du crédule est capable de leur donner un sens.

100. Chaque personne en état de semi-veille qui, les yeux fermés, avec un sentiment béat du démantèlement de sa vie globale en une vie propre des différents organes, a des images de la fantaisie, et qui ne dort pas encore assez profondément, si bien que tu peux par bribes t'entretenir avec elle, est semblable à un somnambule magnétique, ou doit être considérée comme similaire à lui. De notre point de vue physiologique, nous accordons donc seulement qu'il y a des moyens permettant de plonger, y compris artificiellement, des personnes nerveuses, qui sont sans cela déjà enclines à présenter soit des états de somnambulisme ou de semi-vigilance naturels, de *somnambulismus spontaneus,* soit des états nerveux apparentés, et qui lors d'un accès hystérique ou hypocondriaque voient *a priori* déjà des images luminescentes produites par la fantaisie, – pour les plonger donc dans ce à quoi elles sont enclines, une semi-vigilance naturelle avec des rêves imparfaits. Le maximum de ce que nous sommes fondés à accorder, c'est que dans un état de ce genre, on voit dans le champ visuel ce vers quoi l'intention est dirigée.

101. L'auteur de ces lignes n'a jamais magnétisé, il a écouté les discussions sur ce sujet avec calme. Il lui a paru indubitable qu'il devait exister une contrainte externe artificielle à produire ces phénomènes, que nous connaissons déjà sans cela et qui surviennent tous les jours, plus

faiblement chez les uns, plus intensément chez les autres, chez lui-même assez intensément. Le prétendu magnétisme animal correspond à cette contrainte externe artificielle à produire un phénomène connu, simple, déformé par les mensonges et la superstition médicale ; l'auteur n'a pas ici à se soucier du type de cette contrainte. Toutefois, la divination et tout ce qu'il y a de merveilleux au cours de la clairvoyance magnétique ne lui semblent pas mériter plus de créance que la divination par les rêves.

102. Dans le rêve, nous sommes abandonnés à la vie individuelle de la fantaisie. La fantaisie déroule et modifie ses formes, elle les place, vivant en fonction de ses lois, dans des rapports et des situations qui sont souvent opposés aux relations naturelles de leurs objets, qui les contredisent. Elle place des objets bien connus dans des rapports qui sont impensables à l'état vigile, c'est-à-dire qui ne résident pas dans le concept de l'objet tel qu'il était jusque-là, et auxquelles nous n'osons peut-être jamais penser. Parmi beaucoup de choses fortuites, il en apparaît aussi une qui correspond à une chose réelle future ; *« Εαν πολλα βαλης, αλλοτ αλλοιον βαλεισ »*, « Si tu jettes beaucoup, tu jettes différemment différentes chose ». Des hommes que nous devons considérer, tels que nous les connaissons, comme tout à fait incapables dans un grand nombre de domaines, nous sont montrés, par une combinaison active de la fantaisie en rêve (qui souvent suit ses propres lois et non les règles des objets), comme accomplissant aussi ce qui auparavant paraissait impensable. Et après le rêve, la possibilité de cette action peut nous paraître tout à fait vraisemblable de la part de l'homme que nous n'en croyions pas capable.

103. Car la fantaisie, plaçant l'homme comme objet figurant à l'intérieur du rêve dans des situations tout à fait inouïes (*unerhört*), l'y fait agir et se tirer d'embarras d'une manière que lui seul, conformément à ce que nous savons de son

organisme entier, peut accomplir. Lorsque nous nous sommes trompés sur quelqu'un, nous disons : il doit lui avoir manqué autrefois l'occasion d'apparaître tel qu'il apparaît maintenant réellement. Cette occasion, nous la donnons en rêve à l'homme à travers l'inouï *(das Unerhörte)*, l'inhabituel qui surviennent au sein des combinaisons du rêve, et elle peut ne se présenter dans la vie elle-même que plus tard. Nous tentons les hommes en rêve et nous apprenons à les connaître tels qu'ils sont.

104. Il n'y a donc rien d'étonnant si nous obtenons en rêve des indices servant à juger des personnes, si nous semblons avoir connu quelqu'un sous un aspect important grâce à un rêve. C'est souvent arrivé à l'auteur de ces lignes, même s'il ne lui est pas arrivé dans sa vie quelque chose d'à proprement parler merveilleux, c'est-à-dire un événement dont on pourrait dire qu'il est plus merveilleux que l'ensemble de la nature, ou plus merveilleux que le mouvement volontaire des membres, que le pouvoir de tendre et de fléchir le bras comme on le veut.

105. C'est ainsi que nous voyons, au Moyen Âge, les gens – en se basant sur une mauvaise interprétation d'un phénomène simple, la vision survenant dans l'extase magique – rivaliser pour atteindre le plus haut degré du merveilleux, ne pas trahir des siècles par le travail qui leur a été confié, et faire preuve d'une mauvaise compréhension toujours plus profonde d'eux-mêmes et de la nature. La même chose s'est répétée dans les temps modernes, tout à fait de la même manière, avec le magnétisme. La vision dans l'extase, mal comprise, était la raison d'erreurs innombrables. Les péchés spirituels d'enthousiastes luttant pour le merveilleux ont transformé le fait de l'opération magnétique (comme le Moyen Âge l'avait fait de la vision dans l'extase magique), en un piège infini du mensonge, de la rêvasserie, où la tendance commune de l'ignorance, de l'exaltation et du

gaspillage intellectuel fait partout régner quelque chose d'absurde, qui ébranle la nature dans ses gonds, et se moque de la nécessité de la science.

7. L'imagination produisant des phantasmes luminescents dans le champ visuel obscur ou clair, au cours de l'extase et des états passionnels en général, avec reconnaissance d'une objectivité à la manifestation visuelle

---

La clairvoyance extatique

106. Les phantasmes des Grecs étaient ceux d'une fantaisie juvénile, vigoureuse, saine, de rêves et d'images artistiques nés de cette fantaisie. Chez eux déjà, ces manifestations spontanées se voyaient conférer fréquemment une objectivité, en particulier quand le phantasme était de nature religieuse. Pourtant, les traces de phantasmes extatiques sont rares. Les phantasmes extatiques et passionnels sont beaucoup plus fréquents chez les Indiens et dans tout le monde chrétien. La fantaisie voit dans l'extase ses objets émettre une luminescence. Ce stade constitue une nouvelle limite. La clairvoyance extatique et passionnelle se divise, dans l'histoire, en quatre contenus.

107. a) *Sous forme de visions religieuses, d'apparitions de saints, de dieux*. Ces phantasmes étaient innombrables dans les cloîtres, avec leur contemplation religieuse exaltée : toute la vie de la fantaisie, autrement active dans la poésie artistique, devient une servante méconnue. Tous les exercices de la vie ascétique, qui limitent l'aspiration et l'activité dirigées vers l'extérieur, en particulier le jeûne, étaient les moyens stimulant ces visions spontanées, de même que le jeûne favorise avant l'endormissement, à un degré important, les images de la fantaisie. Dans la période riche en fantaisie du

Moyen Âge, la vision religieuse doit avoir été infiniment fréquente. Et même les personnes à la vitalité la plus vigoureuse, à la sensorialité la plus saine, que nous admirons encore comme des formes colossales, étaient souvent exposées dans leurs organes sensoriels à ces apparitions spontanées. Benvenuto Cellini, dépérissant dans les cachots de l'Engelsburg[15], accède, par des exercices de recueillement religieux, au ravissement, et a des visions religieuses. Des formes saintes le consolent, de même qu'en rêve l'image de notre propre fantaisie nous aide, nous conseille et nous aide à prévoir.

108. Ces manifestations étaient tellement fréquentes que les prêtres durent indiquer les critères distinguant les manifestations divines objectives de celles qui étaient trompeuses et même démoniaques. Ils posèrent que les mouvements qui avaient lieu dans les manifestations démoniaques devaient ressembler à ceux qui survenaient dans le délire, dans la fureur, dans l'épilepsie sous forme de convulsions, de contractions. Le cardinal Lambertini, plus tard pape Benoît XIV, a indiqué des critères plus précis dans le chapitre 49 du 3ème volume du *De servorum Dei beatificatione et beatorum canonisatione* (De la béatification des serviteurs de Dieu et de la canonisation des bienheureux).

109. Les phantasmes religieux étaient d'espèce similaire chez les païens néoplatoniciens. Le but ultime de tout travail philosophique leur paraissait être l'intuition immédiate de la divinité, qui se manifeste à l'œil spirituel interne comme une lumière parfaitement pure. Purifier l'âme de tout élément terrestre était la condition de l'intuition de cette lumière surabondante. Plotin[16] avait des visions extatiques de ce genre, et Jamblique[17] était appelé le merveilleux et le divin en

---

[15] *Castel Sant'Angelo, Château Saint Ange* à Florence.

[16] Philosophe néo-platonicien (205-270). Auteur des Ennéades.

[17] Philosophe néo-platonicien (242-325). Élève de Porphyre.

raison de la fréquence de ses extases. C'est justement ce même Jamblique qui s'est donné beaucoup de peine dans son ouvrage *de Mysteriis* pour distinguer les visions divines des démoniaques. Son maître Porphyre[18] toutefois, qui selon son propre rapport avait connu lui aussi un jour l'intuition immédiate de Dieu, ne sait pas ce qu'il doit penser des visions, et demande, dans les questions embarrassantes qu'il pose au prêtre égyptien Anebo, si les manifestations démoniaques ne sont pas seulement des affections de l'âme : « *Ainsi que l'âme conçoit toutes ces choses et les fait voir en apparence, et sa souffrance s'élève à partir de petites étincelles, comme disent certains* », si l'essence entière de la théurgie[19] n'est pas uniquement une fantaisie religieuse qui s'imagine ce qu'il y a de plus grand à partir de rien : « *Je ne sais pas s'il faut avoir en vue les doctrines humaines sur la divination et la théurgie, et si l'âme ne modèle pas les grandes choses à partir de ce qui est présent* ».

110. Les visions religieuses ont certainement été plus fréquentes encore chez les Indiens. On sait que les Indiens étaient et sont encore en possession de nombreux moyens et usages extérieurs destinés à les éveiller et à les favoriser.

111. La physiologie considère toutes les manifestations revêtant une forme de vision, qui ne sont visibles que pour le visionnaire, comme des extériorisations subjectives du sens intérieur. Car la vision objective, ou bien la vision qui a un fondement objectif, est la même chose que la vision habituelle, et une manifestation de ce type doit être visible pour tout le monde, pas seulement pour le visionnaire. Si donc une vision objective a quelque chose de merveilleux *(etwas Wunderbares)*, cela réside non dans la vision elle-même, mais dans ce qui peut exciter la vision en affectant l'organe

18 Philosophe néo-platonicien (234-305). Élève de Plotin. Chef de l'école néo-platonicienne de Rome.

19 Forme de magie permettant de communiquer avec les bons esprits et d'invoquer les puissances surnaturelles afin d'atteindre Dieu.

visuel. Cet élément merveilleux *(dieses Wunderbare)* qui réside dans l'objet ne concerne en aucune façon la physiologie. Mais la vision subjective, qui n'a d'objectivité que pour le visionnaire, et est invisible pour tous les autres, n'a sa place que devant la tribune de la physiologie. Celle-ci a le droit d'affirmer que si un être supérieur ou inférieur doit nous apparaître subjectivement de cette manière, il faut d'abord qu'il soit pensé par nous, représenté, et imaginé dans le sens. La manifestation de type supérieur ou inférieur ne peut pas s'annoncer ici par une action immédiate extérieure, mais par la révélation (*Offenbarung*) intérieure de nos organes. Et c'est ainsi que le divin se révèle différemment à différentes personnes, clément pour la création dans son ensemble, il se révèle par la fantaisie à celui qui est doué d'une fantaisie riche et sublime, par le cœur au pieux, par la sagesse au sage, par la grandeur de ses œuvres au fort, et le divin est vénéré de toutes ces manières différemment par différentes personnes.

112. b) La deuxième forme sous laquelle la vision extatique apparaît, physiologiquement identique à la première, et différente uniquement par son objet, est la *vision d'esprits au cours de l'extase magique et mantique*[20]. Toutefois, étant donné que la théurgie païenne clairvoyante des néo-platoniciens et autres coïncide avec la clairvoyance religieuse des chrétiens, mais s'est conservée dans l'ère chrétienne comme une vision d'esprits d'ordre mantique et magique différente de la clairvoyance religieuse, comme une vision pour ainsi dire hérétique et apostate, à côté de la vraie vision religieuse, toutes deux ne sont différentes que dans le délire de l'homme.

113. Tous les enchantements se réduisent à une magnification mystifiante de l'imagination accompagnée

---

[20] Extase mantique : lors de la divination (exemple : mantique apollinienne à Delphes).

d'une répression de toutes les autres facultés de l'esprit. Tout vise l'extase magique, au cours de laquelle, comme dans toute extase, la vie sensorielle extérieure cesse, alors que commence la vie intérieure plastique.

> *Les nuages s'amassent au-dessus de moi,*
> *la lune cache sa lumière,*
> *la lampe s'éteint !*
> *Il y a de la fumée : des éclairs rouges tremblent*
> *autour de ma tête. Il souffle*
> *un frisson qui descend de la voûte*
> *et qui me pénètre !*
> *Je sens que tu planes autour de moi, esprit imploré,*
> *dévoile-toi !*
> Goethe, Faust, *Nacht*

Ces manifestations visuelles subjectives de nature universelle, que l'on voit survenir dans bien d'autres circonstances, ferment la vie sensorielle extérieure, le sens étant désormais assujetti à la fantaisie.

114. Il est extrêmement remarquable et significatif que les manifestations visuelles magiques *(magisch)* justement n'aient été habituellement que des manifestations visuelles subjectives survenant aussi dans d'autres conditions, comme les nuées ondoyantes, les figures rayonnantes, les flammes, etc., ou bien des images universelles de la fantaisie, qui surviennent aussi ailleurs. Dans les *Elementa magica* de Petrus de Abano (Pietro d'Abano, Pierre de Padoue), les manifestations visuelles subjectives survenant après la citation sont décrites de la sorte : « *Ces choses ayant été accomplies selon les rites, apparaîtront des visions infinies et des fantômes, actionnant des orgues et instruments de musique de toute sorte. Après cela tu verras un grand nombre d'archers avec une multitude de bêtes horribles* ». Ce sont les images de la fantaisie habituelles au crépuscule et dans la semi-veille. Les esprits impurs que l'on devait chasser avec le *pentaculum* (pentagramme) pourraient

souvent s'être réduits seulement à ces manifestations visuelles universelles.

115. Que ce que le magicien veut et cherche : à savoir que l'esprit particulier, qui depuis longtemps déjà a été délimité par les opérations de la fantaisie dans le champ visuel obscur, apparaisse réellement aussi comme luminescent. Ou que, ce qui est certainement la règle, les choses en restent aux phantasmes de la semi-veille : la vision considérée comme magique est l'élément ultime, et c'est ici aussi que cesse toute magie. La magie n'a vraisemblablement jamais conduit plus loin qu'à la manifestation luminescente de ce que l'imagination a depuis longtemps cherché et délimité dans l'obscurité. Pour démontrer la sagesse de la magie, ce qui importait avant tout était de faire apparaître réellement des esprits. Sans la vision, la croyance ne pouvait être obtenue. Or si l'on ne pouvait naturellement jamais aller plus loin que la vision et un rêve qui s'y rattache, la faute en incombait, disait-on, à la préparation insuffisante, à l'impureté, aux cérémonies, à l'absence de jeûne, etc. Mais la vérité de la magie et la possibilité d'une tentative future plus réussie semblaient démontrées par la vision. Souvent même, seule la vision importait, comme dans la simple citation et dans la vision des morts, *second sight* chez les peuples nordiques, aux Hébrides, en Laponie.

116. La vision religieuse se distingue de la vision magique du point de vue de la préparation spirituelle ; la vision religieuse survient involontairement dans l'extase suprême de l'exaltation et de l'abandon religieux, alors que dans la vision magique, l'esprit ou le démon d'espèce inférieure est contraint par une volonté absurde conditionnant le caractère de vision de l'auto-illumination du sujet, volonté qui peut se répandre en menaces et en malédictions, et qui en cela est foncièrement fascinante, c'est-à-dire qu'elle se contraint elle-

même à donner ce qui est voulu à la perception sensible intérieure.

> *Je sens mon cœur tout entier abandonné à toi,*
> *tu dois, tu dois, même si cela me coûte la vie.*
> Goethe, Faust, *Nacht*

117. Les moyens stimulants permettant d'atteindre l'extase et la vision magiques sont en partie ceux des manifestations visuelles fantastiques en général, à savoir le jeûne, en partie ce sont des exercices religieux de toute sorte, des cérémonies, qui ont un rapport avec la mystification de la fantaisie. Le Nordique qui voit des esprits se plonge dans la *second sight* grâce à des cérémonies extravagantes et une musique bruyante. On trouve ici en général tout ce qui agit puissamment à la fois sur les sens et sur la fantaisie. Un jeune peintre, H., qui est très enclin à avoir des manifestations visuelles fantastiques, mais qui sait les interpréter correctement, n'en a pas qui apparaissent plus facilement et soient plus vives que quand il écoute une musique pleine de fantaisie.

118. c) *La vision du diable, le rapport avec le diable visible.* Ils ne diffèrent des formes précédentes que par l'objet de la superstition religieuse. Une femme de rang inférieur, qui a grandi entourée de représentations religieuses sensibles sombres, vivant à une époque où le rapport imaginaire avec le tentateur, le diable, est puni de mort, a la croyance ferme en l'origine diabolique de ses tentations. Elle considère comme possible et réel le rapport lascif avec le diable, puisqu'il est puni tous les jours. Elle ne peut échapper à ses tentations sensibles et à sa peur du tentateur, du diable sensible. Dans la semi-veille et le rêve, états où la fantaisie est vive, elle succombe à la manifestation sensible de ce que ses sens désirent et que la représentation religieuse redoute. L'image de la fantaisie a pour elle de l'objectivité, elle ne peut rejeter l'accusation de rapport avec le diable.

119. Le rêve joue un rôle principal dans un cas que j'ai eu à connaître, fort intéressant, et qui a sa place ici. L'accusée[21], une jeune fille de 14 ans (soit l'âge où la crise de la puberté est en soi déjà riche en représentations fantastiques), est induite par une personne douteuse, comme on peut le voir incidemment dans la procédure, à avoir un rapport avec un diable travesti, et poursuit ce rapport tantôt sensuel, tantôt effrayant, dans ses rêves très vifs. La compagne qui auparavant avait dormi avec elle est le témoin des rêves de l'accusée, dans lesquels chaque impression sensorielle réelle imparfaite est toujours complétée pour donner une image onirique diabolique. Par exemple, la pression du bandeau du bonnet, trop serré au cou, est complétée et aboutit à une action vue en rêve dans laquelle le diable menaçant veut étouffer l'accusée. Et la compagne de lit qui aide la rêveuse se convainc que le bonnet est effectivement trop serré. C'est en grande partie à ces histoires de rêve que se résument les crimes de ces malheureuses.

120. Ce qui se révèle constamment dans les procès en sorcellerie, ce sont des maladies du développement survenant au cours de la jeunesse ou de la vieillesse, chez des femmes qui ont dépassé les années du climatère[22], des états de semi-aliénation, des maladies nerveuses *(Nervenkrankheiten)*, qui étaient si souvent l'objet d'une interprétation superstitieuse liée à l'époque, et enfin la lubricité réelle, et ce souvent, semble-t-il, avec des personnes masquées, ou avec des personnes connues sous la forme desquelles apparaît maintenant précisément le diable.

121. d) *La vision populaire d'esprits et de fantômes, la vision spontanée du double* (*Doppelgänger*), etc. Ici aussi, l'état dans lequel survient l'apparition fantastique est soit celui de la passion, comme la peur, soit celui de l'extase réelle.

---

[21] Au cours d'un procès de rapport avec le diable.

[22] Synonyme de ménopause.

122. Toutes ces manifestations ont en commun le fait que la vie sensorielle externe est limitée d'une manière quelconque, soit par une opération extérieure soit par des états passionnels internes. La vie sensorielle interne commence alors d'elle-même, et les objets des pensées et des représentations apparaissent sous forme de visions religieuses, magiques, démoniaques, mais toujours anthropomorphisées selon le type des idées du voyant, de façon différente chez les Indiens, les païens, le chrétien exalté, chacun a ses démons. Ce qui est propre à ces états pathologiques ou passionnels, c'est que l'objectivité des manifestations est reconnue avec certitude. *« Les hommes sont en effet tels que tout ce qu'ils conçoivent par l'entendement pur, ils le défendent à l'aide du seul entendement et de la raison ; les croyances irrationnelles que leur imposent les affections de l'âme, ils les défendent avec celles-là même »* ; Spinoza, *Tractatus theologico-politicus, VII.* Croyant à un rapport visible avec le diable, l'accusé monte sur l'échafaud, victime de sa propre fantaisie. Selon que la vision prenait la forme d'un esprit bon ou mauvais, le démoniaque était vénéré comme un saint ou brûlé comme un sorcier.

124. Ce qui, chez l'observateur impartial, apparaît comme la vie propre de la sensorialité, comme le jeu d'une fantaisie poétique, ce que plus personne ne trouve fantastique en rêve, est, au cours de l'histoire, maudit ou vénéré selon la nature de ses objets. Le spectre et les démons de tous les temps, la vision divine de l'ascète, l'apparition des esprits chez le magicien, l'objet de rêve et l'image de la fantaisie chez le fébricitant et le fou sont une seule et même manifestation. Seul l'objet diffère selon l'excentricité de la fantaisie : une vision divine pour l'exalté religieux, un phantasme redoutable pour le craintif, la hantise du diable chez la femme aux désirs superstitieux, la manifestation de la liberté pour l'Egmont qui rêve, une idole céleste pour l'artiste, après qu'il a longtemps lutté. L'esprit du temps prête à cette imagination plastique d'autres objets. Pendant le

Moyen Âge, on rêve aussi en plein jour. De nos jours, plus personne n'a de visions ; les miracles de la religion sont devenus des miracles du magnétisme. La clairvoyance magnétique a pris la place de la vision des esprits.

125. Dans toutes ces manifestations, nous voyons les formations de nos propre sens extériorisées, rien d'autre, comme quand nous croyons voir à l'extérieur le réseau vasculaire de la rétine dans l'expérimentation subjective. Nous en venons ainsi à nous enthousiasmer pour nos manifestations spontanées, à les adorer, et une faculté mentale s'effraye des produits de l'autre.

8. Fantasmes luminescents dans le champ visuel obscur et dans le champ visuel clair, dus à l'opération de facteurs extérieurs

La clairvoyance narcotique.

126. On sait que l'azote oxydé produit en agissant sur l'organisme humain l'extase la plus parfaite. Ici donc, comme c'est habituel dans l'extase, on voit apparaître les images lumineuses de la fantaisie. Humphry Davy raconte (dans *Les Recherches chimico-physiologiques sur l'azote oxydé*, Lemgo 1814) de lui-même, outre des manifestations qui témoignent du ravissement le plus béat : *« Pendant la période où je respirais souvent ce gaz, je dormais bien moins que d'habitude, et avant de m'endormir, mon imagination était longtemps occupée par toutes sortes de représentations visuelles »*, p. 69. *« À mesure que croissait la sensation agréable, tout lien entre mes représentations et les choses extérieures cessait ; des cortèges d'images visuelles vives passaient rapidement devant mon sens intérieur et entretenaient avec des mots un rapport tel que des représentations tout à fait nouvelles étaient excitées en moi »*, p. 193.

127. Au cours d'expérimentations avec l'azote oxydé, Unzer vit devant ses yeux toutes sortes de formes lumineuses, des points ardents, des grenouilles et d'autres phantasmes. (Ibid., p. 333). Chez un autre, les phantasmes étaient obscurs, accompagnés d'un affaiblissement croissant de la perception sensorielle externe. Les fantaisies du sens de l'ouïe sont aussi fréquentes dans les extases voluptueuses produites par l'azote oxydé. Dans l'expérience de Bauquelin, le bourdonnement d'oreilles était aussi intense que s'il avait été causé par un tambour ; p. 313.

128. L'asphyxie provoquée par d'autres types de gaz, comme par l'influence d'un air modifié par des charbons incandescents et des vins fermentés, imite aussi un état d'ivresse. On ne sait pas si le sens intérieur riche en phantasmes s'apparaît ici aussi à lui-même. Richerz (in L.A. Muratori, *Sur l'imagination*, 2ème partie, Leipzig 1785, p. 123), a présenté des exemples de visions fantastiques qui avaient été excitées par l'inhalation de différents types de gaz anesthésiants accumulés dans la profondeur des puits, et de l'exhalaison des mines.

129. On sait que quelques substances narcotiques (qui dans leurs premiers effets, bornant la vie sensorielle extérieure et suscitant pourtant en même temps la vie de l'esprit, peuvent provoquer les manifestations d'une extase parfaite), excitent en même temps merveilleusement la vie sensorielle intérieure de la fantaisie pour l'inclure dans leurs chimères. C'est le cas avant tout de l'opium, sans doute aussi de la belladone. Je puis dire avec assurance qu'une consommation minime de vin, chez moi au moins, limite la clairvoyance précédant l'endormissement.

130. C'est maintenant le lieu d'ajouter aux faits constatés les éléments historiques qui ont leur place ici. Les images de rêve que Timarchos, selon le récit de Plutarque, a vues dans

la caverne de Trophonios dans un état d'asphyxie doivent être mentionnées ici. Même la mantique de la Pythie excitée par les vapeurs, et les fumigations (*Fumigationes*) précédant les visions mantiques, selon Petrus de Abano (sandalum, aloès, piper, mastix, crocus, costus, sulfure) et bien d'autres, devraient être mentionnées plus exhaustivement, si nous n'avions pas seulement, en faisant cette présentation et en rattachant ce qu'il y a d'historique et de déformé au fait physiologique constaté, l'intention d'élargir notre regard à l'aspect universel des manifestations.

131. Il nous parait éminemment remarquable, pour montrer la parenté proche dans la puissance de l'imagination entre ce stade et le précédent, notamment le stade du magnétisme, de noter que quand, dans les expérimentations sur les effets de l'azote oxydé, on respirait fortuitement, au lieu de ce dernier, de l'air atmosphérique, tous les symptômes extatiques survenaient comme dans le cas habituel de l'azote oxydé.

9. Fantasmes luminescents dans les affections protopathiques et sympathiques du cerveau et de l'ensemble du système nerveux

132. Les images de la fantaisie dans les états pathologiques sont assez connues ; il n'y a rien de plus à dire d'elles, et nous n'avons qu'à leur assigner leur place dans l'histoire vitale de la manifestation. Le *phantastikon* ne peut pas être affecté sans fantasier, et lors de la limitation de la vie sensorielle externe, les excitations qui le touchent ne peuvent pas exister sans que des phantasmes soient imaginés dans le champ visuel subjectif obscur ou lumineux de la substance du sens visuel. Nous ne devons donc pas être étonnés si des images de la fantaisie surviennent dans toutes les affections protopathiques[23] et sympathiques[24] du cerveau, et nous

[23] Primitives, et non secondaires à une autre affection.

devons plutôt regarder ce fait comme une confirmation de la vérité.

133. Dans l'éréthisme, dans l'inflammation du cerveau, le *phantastikon* ne peut faire autre chose que fantasier autant qu'il est affecté. Les stimulations transmises pendant la fièvre aux organes centraux ne peuvent qu'exciter dans le *phantastikon* son essence, sa vie propre, dont les expressions sont des hallucinations libres auto-actives. Le *phantastikon* ne peut pas prendre part à un éréthisme général du système nerveux, dans l'hypocondrie et l'hystérie ainsi que dans d'autres affections générales du système nerveux, quelle que soit leur cause la plus immédiate, comme l'épilepsie et la catalepsie, sans produire des fantaisies qui, avec la limitation et l'obnubilation des parties périphériques du système nerveux, surgissent, luminescentes, dans les parties intérieures de la substance du sens visuel.

134. Plus cette vie intérieure productive est active, plus l'appréhension extérieure est défaillante, comme dans tous les états apparentés. Les formes les plus merveilleuses sont engendrées et modifiées à partir d'impressions externes défectueuses et imparfaites. Un poêle devient un prêtre, les objets d'une chambre deviennent une assemblée populaire, un marché animé, un cortège théâtral. L'élément génétique dans ce progrès est tout à fait conforme à ce que nous avons développé pour les formes simples des stades II et III.

10. Les images de la fantaisie chez les fous

135. Les hallucinations constituent une manifestation générale chez les fous. Selon Esquirol, sur 100 fous, 80 ont des hallucinations. Elles sont à leur maximum de fréquence

---

[24] Affection sans cause directe, secondaire à celle d'un organe primitivement lésé.

dans la manie, la monomanie, la mélancolie. Elles ne sont là qu'une expression particulière d'une maladie générale des organes centraux du système nerveux, dans la forme de vie du *phantastikon*.

136. Les hallucinations seules, même avec une reconnaissance appuyée de leur objectivité, ne fondent pas encore elles-mêmes la folie. Elles peuvent être liées à une direction d'esprit excentrique, comme dans les visions extatiques. La psyché encore saine se débauche dans des facultés isolées, les autres étant réprimées ; la seule erreur réside dans la reconnaissance de l'objectivité de la manifestation spontanée. Mais la vie propre excentrique de la fantaisie, accompagnée de phantasmes dont l'objectivité est reconnue, peut constituer le premier pas en direction de la folie, comme chez le célèbre Torquato Tasso[25] et d'autres personnes à la fantaisie riche, qui sont devenues les victimes de la vie propre de certains organes singuliers.

137. La plupart des fous ont des phantasmes précédant l'apparition de la folie complète qui sont d'abord considérés comme des illusions visuelles, puis comme objectifs. Une fois qu'ils ont acquis la netteté des manifestations visuelles objectives, il n'y a plus de raison de ne pas les confondre avec elles. On réussit souvent à convaincre les fous de l'absence de véracité de leurs visions ; cela ne dure pas longtemps, et les excitations fantastiques et objectives de la substance du sens visuel se mélangent.

---

[25] Le Tasse, poète italien (1544-1595), auteur de la *Jérusalem délivrée*.

11. Les images de la fantaisie dans la clarté du jour, provoquées par la vie propre de la fantaisie sans position de leur objectivité

138. Si la vie propre de la fantaisie exerce, sur les origines intérieures de la substance du sens visuel, une puissance telle que les phantasmes ne sont pas seulement limités dans le champ visuel lumineux et obscur en tant que représentés, mais deviennent réellement luminescents dans l'énergie de la substance du sens visuel, alors il faut déjà un entendement très vigoureux pour que la santé de l'esprit soit conservée, et pour que l'objectivité de ce qui est intuitionné ne soit pas affirmée.

139. Mais cette étape doit être bien fixée et limitée, elle se forme, alors que toutes les facultés de l'esprit sont parfaitement saines et que toutes agissent de façon parfaitement harmonieuse, par le biais de la vie propre du sens intérieur, ce qui, dès lors que les autres facultés de l'esprit sont saines et vigoureuses, ne peut être reconnu que comme une vie propre de ce genre. Mais elle a devant elle, comme un précipice, la sujétion de l'entendement à la fantaisie, la folie. En ce qui concerne l'élément génétique, l'hallucination en plein jour ne diffère que par la résolution et l'énergie du phénomène de la clairvoyance fantastique précédant l'endormissement, sur laquelle aussi nous réfléchissons encore dès lors que ce sont des formations du sens interne. Il est clair, d'après ce qui précède, que le phénomène, dans ces conditions de rapport sympathique, dominé par l'entendement en dépit de sa vivacité, n'est que très rare, et qu'il ne lui est pas non plus facile de se maintenir dans sa pureté à l'intérieur de la sphère de la santé.

140. L'exemple connu que Bonnet raconte, dans ses *Essais analytiques sur les forces de l'âme* (Brême 1780, 2ème partie, p. 59), trouve sa place ici. Bonnet connaissait un homme bien

considéré, qui avait une santé, une sincérité, une faculté de juger et une mémoire parfaites. En plein état de veille, sans la moindre impression extérieure, il apercevait devant lui de temps en temps des figures d'hommes et de femmes, d'oiseaux, de voitures, de bâtiments, etc. Il voyait ces figures faire des mouvements, s'approcher, s'éloigner, disparaître, devenir plus grandes ou plus petites, apparaître et réapparaître. Des bâtiments s'élevaient devant ses yeux, et il apercevait toutes les parties qui constituaient leur structure extérieure. Parfois, les tapisseries de ses chambres se modifiaient en apparence d'un coup, et c'était comme si elles étaient recouvertes par des descriptions représentant différents paysages. Une autre fois, au lieu des tapisseries et des meubles, il n'apparaissait rien que des murs nus, qui ne lui présentaient qu'un tas de matériaux grossiers ; et une autre fois encore, c'étaient des ustensiles. Toutes ces choses lui apparaissaient avec la perfection la plus précise, elles faisaient sur lui une impression aussi vive que si les objets eux-mêmes avaient été présents. Cependant, ce n'étaient toujours que des tableaux, les personnes ne parlaient pas et il n'entendait aucun bruit. Le plus curieux était que cet homme ne tenait pas, comme les visionnaires, ces phénomènes pour des réalités. Il savait plutôt juger très exactement toutes ces apparitions, et rectifier toujours ses premiers jugements. Ces visions n'étaient pour lui rien de plus que ce qu'elles sont dans les faits, elles donnaient à sa raison une sorte d'amusement. Il ne pouvait pas encore dire, dans la première minute, ce qui allait apparaître dans la minute suivante.

141. Les hallucinations que Nicolai a décrites chez lui-même sont particulièrement remarquables en raison de la présentation précise des métamorphoses, même s'il elles se basaient ici déjà sur un éréthisme du système nerveux. *« Ces derniers mois, Nicolai avait été blessé par divers incidents désagréables, et avait manqué une saignée habituelle et la pose de la sangsue. Le 24 février 1791, alors qu'une série de choses désagréables venaient*

justement de soulever tout son sentiment moral et l'avaient plongé dans une émotion violente, la forme d'un mort se tint soudain devant lui. Le même jour encore apparurent divers autres fantômes en train de marcher. Dans les jours suivants, il ne vit plus la forme du mort ; en revanche, beaucoup d'autres personnes connues mais le plus souvent inconnues se montrèrent. Les connues étaient le plus souvent des personnes vivantes, mais lointaines. Les phantasmes apparaissaient involontairement, et malgré ses plus grands efforts, Nicolai était incapable de produire à volonté telle ou telle personne. Ils apparaissaient le jour et la nuit, quand il était seul et quand il était en société, pas aussi fréquemment dans les maisons étrangères, rarement en pleine rue. Parfois ils disparaissaient quand il fermait les yeux, et réapparaissaient sous la même forme quand il les rouvrait (?!). Parfois, ils ne disparaissaient pas quand il fermait les yeux. C'était le plus souvent des formes humaines des deux sexes, qui semblaient parfois avoir affaire ensemble, mais le plus souvent marchaient sans relation, comme dans un marché, l'une à côté de l'autre. Une fois, il vit aussi une personne à cheval, et de même des chiens et des oiseaux. Les phantasmes apparaissaient à la taille normale avec les différentes carnations des parties non recouvertes, et vêtues de toutes sortes de couleur, sauf que leurs couleurs étaient plus pâles que celles des objets réels. Avec le temps, les apparitions se produisirent de plus en plus nombreuses et de plus en plus souvent ; après quatre semaines elles commencèrent aussi à parler, elles discutaient entre elles, mais la plupart du temps elles s'adressaient au malade. »

142. *« Le 20 avril à 11 heures du matin, on plaça des sangsues à l'anus, la chambre grouillait de formes humaines de toute sorte, qui se pressaient les unes contre les autres. Cela continua sans interruption, jusqu'à environ quatre heures et demie, l'heure du début de la digestion. Il remarqua alors que les formes commençaient à se mouvoir plus lentement. Peu après, leurs couleurs commencèrent à pâlir progressivement, elles déclinaient tous les quarts d'heure, sans que la figure déterminée des formes ne se soit modifiée. Vers six heures et demie, toutes les formes étaient entièrement blanches et ne bougeaient plus que très peu ; mais les contours étaient encore très déterminés ; peu*

à peu ils devinrent notablement moins nets, sans que leur nombre ait diminué, comme cela avait souvent été le cas. Les formes ne s'en allaient pas, elles ne disparaissaient pas non plus, ce qui par ailleurs s'était très souvent produit. Maintenant, elles se dissolvaient pour ainsi dire dans l'air. Pendant un certain temps, quelques fragments de certaines figures furent visibles, mais ils s'effacèrent aussi peu à peu. À peu près à 8 heures, plus aucune forme n'était visible, et elles ne réapparurent jamais. » (Tiré de la *Berliner Monatsschrift*, mai 1799, cité dans la *Doctrine de la fièvre* de Reil, 4ème vol., p. 285). Nicolai joint à son rapport quelques autres cas. *« Justus Möser croyait souvent voir des fleurs ; un autre homme que je connais bien voit également parfois des figures mathématiques, comme des lignes circulaires, des carrés, etc. de différentes couleurs. »* (*Berliner Monatsschrift*, 1799, p. 346. Cf. p. 348, 1800, p. 247. Reil, *op. cit.)*

143. Je communique le cas suivant, tiré de l'auto-expérience d'un homme tout à fait exempt de préjugés ; son nom peut garantir l'importance de cette expérience. Le prof. * revenait à la maison, sans avoir bu et très affamé, après un entretien fort animé sur des sujets scientifiques. Le chemin conduisait à travers la campagne, passait par une prairie avec beaucoup d'arbres et arrivait à la ville. Soudain il se voit à quelque distance lui-même en 12 à 15 exemplaires, déambulant sur la prairie. Les figures représentaient l'observateur à divers âges, et portaient les vêtements par ailleurs presque oubliés de ces différentes époques, de toute sorte de couleurs. Les formes d'une seule et même personne se croisaient, indifférentes, sur la prairie. Il suffit d'un effort du sens de la vue, de l'attention et du souvenir rappelant que l'apparition spontanée était une hallucination pour faire fuir sur-le-champ tout le groupe. Il ne resta pas de tache de lumière. C'est plus qu'un double, et pourtant ce n'est pas un faiseur de miracles qui se trompe lui-même.

144. On pourrait placer ici aussi les cas d'hallucinations survenant pendant des maladies fébriles, où il n'y a pas de

delirium à proprement parler, et où les seules images de la fantaisie qui apparaissent sont aussi interprétées comme telles par l'entendement libre et impartial. Nicolai, le même que plus haut, souffrit en 1778 d'une fièvre alternante, au cours de laquelle apparurent avant les frimas des images colorées ; elles étaient deux fois plus petites que la normale, et comme serties dans un cadre. C'étaient des paysages avec des arbres, des rocs, etc. mêlés. S'il gardait les yeux fermés, il se modifiait toujours quelque chose après une minute dans la représentation, quelques figures disparaissaient, et d'autres apparaissaient. S'il ouvrait les yeux, tout s'en allait, s'il les refermait, un paysage radicalement différent était là. Si les yeux étaient ouverts et fermés à chaque seconde, il apparaissait à chaque fois une image différente emplie d'objets divers, qui n'avaient rien en commun avec ceux qui étaient apparus auparavant.

145. Ici se rattache le stade où l'image de la fantaisie est considérée comme une apparition objective. Je connais un jeune artiste, G., chez qui ces apparitions surviennent facilement à chaque ébranlement spirituel et aussi quand il peint. Mais il ne pouvait pas leur opposer la force de l'entendement, il les considérait comme des apparitions objectives d'esprits qui voulaient le contraindre, et contre lesquels il brandit dans sa détresse son chevalet et son couteau.

12. L'imagination volontaire de phantasmes luminescents, qui se transforment en se développant contre la volonté

146. Les transitions *(Übergänge)* vers ce stade suprême de la vie propre de la fantaisie se marquent dans la vision extatique. Il y a ici souvent, et particulièrement dans la vision magique, une volonté résolue à voir quelque chose de déterminé. Mais la vie propre dans laquelle ce qui est cherché

apparaît enfin, luminescent, est conditionnée dans ce cas par l'état extatique du système nerveux, et l'objectivité est faussement attribuée à ces apparitions. La vie plastique propre de la fantaisie, qui entretient un rapport harmonieux avec les autres facultés de l'esprit (si bien que ce qui est voulu est imaginé sans exaltation extatique, luminescent, dans la substance du sens visuel, cependant qu'un entendement vigoureux, à la mesure de la vie de la fantaisie, ne reconnaît l'apparition que comme une apogée de cette dernière, très élevée au-dessus de la folie, au-dessus de la superstition, au-dessus de l'exaltation, un esprit créant, vivant, pensant au sujet de ses produits) – cette manifestation suprême la plus libre du phénomène est extrêmement rare.

147. Si les images de la fantaisie surviennent involontairement avec facilité chez moi, je n'ai pourtant malgré l'effort le plus intense presque jamais pu engendrer volontairement un phantasme déterminé avec une illumination et une coloration déterminées. J'ai passé des demi-journées entières dans l'obscurité à exercer ainsi ma volonté. Les images de la fantaisie étaient toujours un élément fantastique bravant la volonté, que je ne réussissais pas à provoquer, à fixer. Même si je vois facilement des couleurs subjectives, je n'arrive pas par la volonté à attirer dans le champ de vision et à fixer un rouge, un bleu.

148. Une seule fois, je m'étais couché pendant toute la soirée, silencieux et reposé, les yeux fermés, essayant sans cesse en vain de voir un rouge vif dans mon champ visuel. Pour soutenir la fantaisie plastique, je m'étais efforcé avec la plus grande vigueur de me représenter des objets d'une couleur rouge vif, rideaux, manteaux, fenêtre multicolore, feu rouge, etc. Et j'ai vu une seule fois le pli d'une étoffe rouge vif. Mais même lui, je ne l'avais pas d'abord représenté avec ces contours déterminés. Pendant ces efforts pénibles,

le produit spécifié de la fantaisie plastique apparut soudain et fut bientôt aussi disparu.

149. Les cas remarquables d'imagination volontaire aisée de phénomènes luminescents dans le champ visuel sont donc tout à fait sporadiques. Le premier cas de ce genre est apporté par cet homme merveilleux que j'ai souvent mentionné, auquel les images involontaires de la fantaisie étaient elles aussi tellement accessibles, Cardan[26]. Il raconte de lui-même qu'il pouvait s'imaginer sous forme luminescente ce qu'il voulait. Cardan, *De varietate rer.*, livre VIII, p. 160. sq. ; *De Subtilitate.* XVIII. p. 519 sq. Trouve ici aussi sa place un cas communiqué par Gruithuisen dans son *Anthropologie,* § 449, celui d'un homme qui dans sa jeunesse pouvait s'imaginer son père sous forme luminescente, ce qu'il réussissait moins bien à faire plus tard. L'artiste mentionné au § 117 du présent texte lui aussi réussit souvent à voir, luminescent et coloré, ce qu'il s'imagine volontairement dans le champ visuel. Cependant, ces phantasmes volontaires se développent et se transforment tout de suite, sans aucune décision volontaire.

150. Mais ce que Goethe a communiqué, de sa riche intuition sensorielle interne de lui-même, est de la plus haute importance. Le rapport, de la plume de Goethe, a déjà été communiqué dans le § 48. Dans sa jeunesse, Goethe voyait les fleurs et les ornements, qu'il imaginait dans l'espace visuel obscur, lumineux et colorés ; mais les phantasmes imaginés n'affirmaient pas durablement leur forme, ils se dépliaient, se développaient du centre vers la périphérie, et déployaient depuis leur intérieur de nouvelles fleurs. Jamais il ne fut possible de fixer la création en train de sourdre, en revanche elle durait aussi longtemps qu'il le désirait, ne se ternissait pas et ne se renforçait pas.

---

[26] Jérome Cardan, Italien (Gerolamo Cardano) (1501-1576), médecin, inventeur, mathématicien et astrologue.

151. Goethe introduit lui-même à cet endroit une considération supérieure : *« On comprend nettement ce que cela peut signifier, quand on dit que les poètes et tous les véritables artistes doivent être nés tels. Il faut en effet que leur force productive interne fasse apparaître les images consécutives, les idoles restées dans l'organe, dans le souvenir, dans l'imagination, et ce de façon libre, sans projet et sans vouloir, elles doivent se déployer, croître, s'étendre, se contracter, pour que ces fantômes fugitifs deviennent des images véritablement objectives ». « La doctrine des idoles*[27] *de Démocrite permet de déduire combien les Anciens devaient avoir été doués pour ces idoles. Ce philosophe ne peut y être parvenu que par la propre expérience de sa fantaisie. » « Plus le talent est grand, plus l'image à produire se forme résolument dès le début. Que l'on regarde des dessins de Raphaël et de Michel-Ange, où sur-le-champ un contour ferme détache du fond et sertit corporellement ce qui doit être présenté. En revanche, des artistes ultérieurs, bien que précis, sont surpris à pratiquer une sorte de tâtonnement, c'est souvent comme s'ils voulaient d'abord créer par des traits légers, mais indifférents sur le papier un élément, dont sortiront par la suite, comme le poussin sort de l'œuf, la tête et les cheveux, la forme et l'habit, et tout ce qui doit se constituer. »* Goethe, *Sur la morphologie* 1824, vol. II, 2ème cahier, p. 114. Nous pouvons ici nous souvenir de l'ancien artiste dont on dit : *« En ce qui concerne la conception de visions, qu'ils appellent* phantasias, *Théon Samius est le plus éminent. »* Quintillien XII, 10, 6.

13. Perspectives sur les fantasmes des autres sens

152. Si les manifestations fantastiques *visuelles* sont les plus fréquentes, les phantasmes ne manquent pas non plus dans les *autres sens*, et ils apparaissent alors dans les mêmes conditions ; il est vrai que les phantasmes de l'ouïe aussi peuvent exister sans affection de l'organe sensoriel externe, et qu'ils ne se forment que par affection des origines les plus

[27] Images.

internes de la substance du sens auditif. Car Esquirol a observé des cas de survenue de sensations auditives fantastiques chez des sourds.

153. Il faudrait qu'un musicien nous raconte les phantasmes auditifs du rêve. On connaît les sensations sonores fantastiques dans le delirium, dans la folie ; mais comme les apparitions visuelles, elles surviennent aussi dans des circonstances où leur objectivité n'est pas affirmée. Ces cas sont communiqués dans la *Berliner Monatsschrift* (1799, p. 347 ; 1800, p. 245 et 352). Il y est question d'un vieillard malentendant qui souffrait de crises hémorroïdaires et qui nuit et jour, dans son lit et à son bureau, entendait de temps à autre tantôt une quantité de cloches, tantôt le tambour signalant les incendies, proche et lointain, tantôt le bruit d'une eau qui tombe, tantôt des chœurs entiers de chanteurs dont les rangs étaient pleins.

154. Les phantasmes de Mendelsohn sont remarquables en raison de la sensation consécutive fantastique des impressions auditives objectives. Moses Mendelsohn avait contracté en janvier 1772, à la suite d'efforts intellectuels trop intenses, une maladie dans laquelle pullulaient des apparitions psychologiques singulières. Pendant deux ans, il ne put rien faire, rien lire, ne réfléchir à rien, n'écouter aucun bruit intense. Quand quelqu'un avait parlé avec lui le moins fort possible, ou quand il n'était lui-même que peu en train, il sombrait dans la soirée dans une forme souverainement pénible de catalepsie, où il voyait et entendait tout ce qui se passait autour de lui, sans pouvoir bouger un membre. S'il avait entendu pendant la journée des discussions vives, alors pendant l'accès une voix de stentor lui récitait les mots et les syllabes entendus en les prononçant avec un fort accent ou en tout cas à voix haute, chacun soigneusement détaché, si bien que ses oreilles en résonnaient d'une manière très désagréable. Les maux de Jean Jacques Rousseau dans les

dernières années de sa vie semblent aussi avoir leur place ici. C.G.T. Cortum a rassemblé plusieurs exemples de sensations auditives fantastiques (*Contributions à la science médicale pratique,* Göttingen 1796, p. 272-280). Quelques-uns des exemples de ce genre sont aussi repris à l'Antiquité. Aristote, *de Mirabilibus* ; Horace *epist.* 2, 128. Aelian, *Varia Historia*, 4, 25.

155. Les phantasmes auditifs sont tantôt isolés, tantôt associés à des manifestations visuelles fantastiques. Ainsi Nicolai ne vit-il d'abord en plein jour que des phantasmes visuels, et ce n'est que plus tard que ceux-ci se mirent à parler, à s'adresser à lui. Dans nos rêves, les deux sont le plus souvent associés.

156. Les sensations tactiles fantastiques sont assez fréquentes en rêve, mais autrement elles sont rares. On raconte toutefois, du vieillard hémorroïdaire cité plus haut, que quelque chose finissait par se mettre à bouger autour de lui et auprès de lui, et qu'il lui paraissait parfois que quelqu'un l'attrapait par l'épaule, etc. Ces sensations sont très fréquentes chez les fous.

157. Les phantasmes olfactifs en revanche apparaissent aussi souvent en dehors du rêve, en particulier chez les sujets nerveux. Les sujets hystériques sentent souvent les choses les plus étranges. Il y a des phénomènes olfactifs aussi dans les extases magiques et autres, les démons s'annonçant et prenant congé non rarement avec des odeurs particulières.

158. Les plus rares sont sans doute les phantasmes gustatifs, mais on sait que la représentation d'un goût fragrant fait souvent surgir par enchantement la présence de l'énergie sensorielle en tant que goût réel particulier.

14. Morale de cette section

159. Nous voici arrivés à la limite ultime et à l'apogée suprême, la plus libre et la plus spirituelle de ce phénomène, et nous clorons ainsi son histoire vitale. Depuis le phénomène primordial jusqu'à ce niveau productif rationnel suprême, nous voyons l'être sensible, en fonction de ses rapports de sympathie avec d'autres facultés, engendrer des états tantôt pathologiques, tantôt excentriques, que l'on a mis en évidence chez tous les peuples, dans toutes les religions. Mais toutes ces aberrations sont au fond uniquement des aberrations de l'entendement, du jugement, dans l'interprétation des expressions de l'organe qui voit en chair et en os ce qu'il a contribué à créer, ce qu'il a créé lui-même. Et l'on trouve ainsi les aberrations d'époques plus obscures, mais plus riches, les péchés et les maladies du jugement œuvrer, chez l'individu doté d'une fantaisie riche mais sacrifié par celle-ci, comme un grand événement de l'histoire du monde, avec ses nombreuses formes qui reviennent sans cesse dans l'être, livrant témoignage de l'errance de l'esprit humain et aussi en même temps, dans la maladie, de la magnificence et de la puissance de la sensibilité interne.

160. C'est uniquement quand la fantaisie et la domination de l'entendement sont augmentées dans la même proportion que leur mouvement vital reste harmonieux. Mais ne nous étonnons pas si l'homme simple doué d'une fantaisie riche doit dépenser cette richesse, quand il donne à la manifestation qui vient de lui une objectivité extérieure. Il se tient là presque au même niveau que l'homme adulte sain une fois que l'éducation des sens est achevée. Nous aussi, nous confondons les énergies de notre sens dans la forme de vie qui lui revient : la lumière, l'affection de la rétine, le champ de vision subjectif, avec les choses extérieures, qui ne

sont que des causes incitatrices de la réalisation de la vie intérieure.

161. La douleur et le plaisir, énergies d'un sens également, sont beaucoup plus proches de notre subjectivité, il ne nous vient pas à l'idée de dire qu'ils adhèrent aux choses qui les excitent, nous ne nous les laissons pas prendre. Toutes les autres énergies des sens, le contenu de notre propre vie, nous le partageons avec le monde extérieur. Nous savons si peu de choses d'un champ de vision subjectif lumineux et obscur, que le jugement, combinant les affections du tact et du sens visuel, nous induit même à prendre le champ de vision subjectif dans lequel les choses physiques extérieures apparaissent en surface, pour la corporéité lumineuse, proche et lointaine, des choses elles-mêmes.

162. L'aveugle-né, auquel le sens visuel de l'extérieur a été rendu par une opération (opération d'une cataracte congénitale par exemple), est un adulte qui se trouve seul dans la jeunesse du sens, non modifié par le jugement. Il s'effraie des images qui lui semblent se trouver au niveau de sa peau, autant que l'image de son propre corps. Mais il est rapidement obligé, comme nous, de considérer ses propres affections sensibles, excitées par un élément extérieur, comme la nature extérieure située en face de lui.

163. Dans tout cela, nous ne sommes pas purement sensibles ; car ce n'est pas la sensibilité qui s'égare dans l'illusion sensorielle. Le sens est toujours vrai et nécessairement actif, seul l'entendement s'égare. Il en va de même dans le domaine moral. Nos organes veulent être affectés. S'ils ne le sont pas pour le bien, si tu es un homme sensible, toi qui devrais te réjouir et qui te réjouis du beau don de la sensibilité, si tu n'es pas sensible pour ce bien, alors tu l'es pourtant, tu dois l'être pour le mal. Même dans ce dernier cas, la sensibilité n'est pas le bouc émissaire, elle

jouit de la sensation dans la faute comme dans l'innocence, avec la même impartialité. La faute intervient là où nos organes sont affectés, sans que la volonté libre soit présente pour le bien, où il ne peut y avoir jouissance sans silence, sans absence de la liberté morale.

III.

La vie propre de la fantaisie

1. La loi vitale de la métamorphose des images de la fantaisie

164. L'activité sensorielle n'est jamais tout à fait dépourvue de fantaisie, puisque dans chaque intuition sensorielle, nous imaginons plus vivement tantôt telle partie de l'objet, tantôt telle autre, puisque nous écoutons préférentiellement dans une quantité de sonorités harmoniques simultanées tantôt telle succession, tantôt telle autre, et puisque d'un autre côté la fantaisie ne semble jamais être tout à fait dépourvue d'effet sur le sens, puisque même la représentation fantastique est représentée par délimitation et délinéation dans le champ visuel obscur ou lumineux de la substance du sens visuel. On pourrait affirmer que ce ne sont justement que les origines internes des substance du sens visuel elles-mêmes qui fantasient, que la fantaisie n'est active qu'en elles et n'a aucun autre organe, que l'extrémité de la substance du sens visuel est certes capable de réaction luminescente face à des impressions extérieures, mais que l'origine interne de la substance du sens visuel est elle-même active, et que sa vie serait de fantasier des formes, qui lors d'une activité plus vive deviennent luminescentes dans le même organe.

165. Si toutefois la forme de vie du sens visuel consiste à voir de la lumière et de la couleur, celle du sens auditif à entendre des bruits, etc., alors que la fantaisie reste telle quelle dans son essence, même si ses formations sont seulement une limitation représentée sans lumière ni couleur propre ; si en outre les phantasmes des divers sens, quand ils apparaissent simultanément liés, ne jouent pas des rôles différents dans les différents sens, mais agissent ensemble

harmonieusement, comme en rêve, alors cette idée ne peut pas être exacte, et nous concluons que la fantaisie est, en tant qu'élément simple, différente du multiple par des énergies particulières, la lumière, le son, la chaleur, etc., et différente des sens singuliers. Car la forme de vie de la fantaisie est la représentation poétisante *(dichtende Vorstellung)*, non la sensation du sensible, et de même que les formes de vie et les énergies des sens singuliers sont variées, la fantaisie reste, représentant aussi tous ces éléments différents, auprès de sa forme de vie : la *représentation* poétisante.

166. Donc, s'il y a des phantasmes luminescents, ils sont des effets que l'un *(das Eine)*, qui représente *(vorstellt)*, exerce sur l'autre *(das Andere)* qui émet une luminescence quand il est affecté par un autre *(durch ein Anderes)*, des effets du *phantastikon* sur le sens, qui font que le représenté dans la forme de vie du *phantastikon* devient fantastique dans la forme de vie de tel ou tel sens, tantôt en étant luminescent, tantôt en étant sonore. Le monde des représentations, qui peut agir sur la substance sensorielle, se comporte donc par rapport à celle-ci comme un facteur de stimulation, aussi bien que le monde extérieur des objets et comme lui. Tous deux ne sont ni luminescents, ni sonores, ni chauds, mais leurs effets sur les sens le sont à la manière des sens.

167. Dans les manifestations que nous avons présentées jusque-là dans toute leur ampleur, l'activité de constitution (*Bilden*), de mouvement, de changement des formes, n'appartient pas au sens, mais à ce qui représente *(das Vorstellende)*. Comme cette création vivante de formes et cette transformation sont, sous les espèces de la représentation *(Vorstellung)*, la forme de vie physiologique de la fantaisie, qui n'est dite psychique que parce que justement elle n'est que représentante *(vorstellend)*, il nous revient en fin de compte de soumettre à l'investigation cette transformation vivante du contenu elle-même, pour soi.

168. Après tout cela, que devons-nous dire maintenant de ce que la psychologie empirique a présenté jusque-là sur l'élément vivant de l'imagination ? A-t-elle seulement perçu de quelque manière que ce soit le contenu d'une faculté aussi puissante, n'a-t-elle pas précisément dû nier le progrès vivant de la fantaisie selon ses propres lois, pour pouvoir imposer ses pitoyables lois de l'association, des règles qui ne sont pas une loi du fait déjà qu'elles sont nombreuses pour la même chose, et qu'elles mettent, à la place du progrès vivant, en se contredisant elle-même, l'arbitraire et la contingence ? Si la fantaisie associe le similaire et l'opposé, où est donc la loi vitale de la fantaisie, qui pourrait faire comprendre comment elle peut faire les deux, sans être active autrement que dans *sa* vie ? Dans les prétendues lois de l'association, ce qui est conforme à la loi réside uniquement dans le contenu des représentations, dans les objets de l'association, mais pas dans ce qui associe, dans la fantaisie elle-même ; et la psychologie empirique répète ici ce qu'elle a toujours fait, elle établit des relations entre les produits et laisse la vie de l'esprit productif s'en aller.

169. En lisant ces discussions sur les lois de l'association, on pourrait croire que la vie de la fantaisie n'est pas une création vivante, qu'elle est seulement constituée des représentations qui s'attirent et se repoussent selon certaines lois d'affinité élective, comme si quelque attractivité entre les représentations toutes prêtes était la seule chose vivante. La fantaisie constitue pour cette psychologie une infinité de représentations qui sont en relation entre elles, et dont une seule à chaque fois accède passagèrement à la conscience. C'est la relation entre les contenus de la vie que l'on appelle ici le vivant. Cet état tout prêt des représentations est pour la psychologie empirique, dans la théorie de la fantaisie, quelque chose de radicalement nécessaire, et c'est aussi pourquoi elle n'a pas réussi à avoir prise sur l'imagination créatrice productive, si ce n'est en déclarant que justement,

elle est vivante par la relation des représentations toutes prêtes. De cette manière, la fantaisie est prise dans son progrès dans des sauts incessants de représentations toutes prêtes.

170. Or on ne comprend absolument pas comment on peut aussi simplement passer d'un élément concret à un autre élément concret similaire, qui donc d'un autre point de vue doit être différent. L'entendement ne conçoit qu'un mouvement dans le même, ou un élargissement, une limitation, un développement du même. C'est précisément dans l'association du concret que réside ici cet élément vivant que l'on a manqué, qui est un mouvement dans le Même.

171. La fantaisie, dont la causalité vivante fait éternellement changer les objets dans une fuite rapide et comme dans un torrent, n'est active dans ce changement que selon une loi vitale simple. Le représenter sensoriel est son énergie ; modifier toujours l'élément sensible représenté, le borner, l'élargir est ce qu'il y a de vivant dans son énergie. On ne peut pas considérer un objet sensible extérieur sans imaginer plus vivement, dans une modification éternelle qui élargit ou borne, tantôt telle chose tantôt telle autre ; nous ne pouvons pas contempler une figure architectonique composée sans procéder à une abstraction incessante de la représentation sensible qui maintient dans le sens tantôt telle partie élémentaire, tantôt telle autre, à travers ce qui aspire au tout. Nous ne reconnaissons ici que la modification, nécessaire à la fantaisie, de son objet, son progrès vivant dans l'élargissement, la limitation de ce qui est appréhendé par le sens.

172. Si la fantaisie trouve, dans un objet sensible externe, la borne de son mouvement vital, elle ne peut pas exprimer ce qui est ainsi nécessaire pour elle autrement qu'en étant prise dans une imagination qui fait incessamment abstraction de parties singulières de l'intuition globale. Il n'y a pas d'activité

du sens, d'appréhension sensible, sans la vie de la fantaisie qui élargit ou limite les formes.

173. Même quand elle ne se borne pas à un objet sensible extérieur, la fantaisie est active de la même manière et encore plus librement ; car sa vie reste ici égale à elle-même. Si l'objet sensible est simplement représenté, la fantaisie, pour autant qu'elle vit, agit en limitant, en élargissant au sein du concept du représenté sensible, exactement comme elle est active dans l'objet sensible extérieur. Elle ne peut pas contenir le représenté sensible dans cette limitation générale qui est la sienne, elle appréhende en lui un élément singulier, et comme le tout en général n'était pas sensoriellement présent et ne s'impose pas incessamment de dehors, la fantaisie n'a aucune raison d'en rester à ce tout.

174. L'élément singulier, plus tôt contenu dans le tout, constitue maintenant de nouveau pour elle un représenté sensible ; elle ne reste pas non plus immobile auprès de lui, elle élargit peut-être dans l'instant suivant cet élément concret en un terme général par le biais de la représentation du terme général présent dans le concret en tant que prédicat. Depuis cet élément général, elle retourne, limitant et élargissant, vers les autres éléments concrets inhérents au terme général. Et une fois que le nouveau *concretum* a été représenté sensoriellement, elle s'en rappelle, et l'on dit alors que cela se produit par le biais de l'*imagination reproductive.*

175. Il n'y a pas ici saut et bondissement d'un élément associé à un autre, mais élargissement et limitation incessants du représenté sensible, les représentations remémorées tombant dans son progrès continuel. L'association ne consiste donc ici qu'en la subsomption[28] du singulier sous un terme général et dans la constitution du terme général en un

---

[28] Relation hiérarchique entre des concepts dont l'un subsume (est placé au-dessus) de l'autre.

terme concret. C'est à tort que l'on dit ici qu'au premier élément singulier est associé le deuxième concret. L'élément similaire ou général situé entre eux deux est un acte nécessaire de progrès.

176. Nous n'avons donc pas du tout besoin des lois associatives singulières, car la liaison du *similaire*, la liaison du *contraire* et de ce qui est en même temps *représenté dans l'espace et le temps* – ce qui, nous l'exprimons ici, se contredit – se produit sous forme simple et non contradictoire dans l'élargissement et la limitation du représenté, dans la subsomption du singulier sous le général, et dans la réalisation du général dans le singulier. Nous disons donc à juste titre que les lois associatives ne sont que des relations au sein du représenté, et sont indifférentes à la vie propre de la fantaisie, qui est aussi vivante entre les éléments associés. Cette vie propre de la fantaisie est déjà présente dans toute action des sens, élargissant, abstrayant, créant dans l'extérieur donné des formes sensibles, comme nous l'avons montré dans l'histoire de sa vie. Cette vie propre est également la seule chose essentielle dans les associations.

2. L'imagination productive dans le champ visuel obscur et lumineux

177. L'*imagination productive* est donc d'elle-même évidente. L'élément concret formé à partir du général, dans lequel ce dernier est réalisé, peut déjà avoir été une fois l'objet d'une représentation sensorielle conditionnée de dehors : alors l'imagination est *reproductive* ; ou bien l'élément concret constitué à partir du général est une chose nouvelle, procédant de la limitation du général : et alors la fantaisie est *productive et poétisante*.

178. Il est de fait étonnant que l'on ait pu tellement discuter pour savoir si la fantaisie productive constitue aussi des

représentations nouvelles simples, qui ne soient pas un composé de représentations partielles antérieures. La fantaisie, représentant des limites dans le champ visuel obscur, peut inventer dans celui-ci, par la seule représentation d'une limitation dans le champ visuel obscur, des formes que nous n'avons jamais vues, que nous ne verrons jamais objectivement. Mais comme toutes les formes extérieures visibles n'apparaissent elles aussi que comme une limitation dans ce champ de vision obscur, et que l'on peut penser toute limitation possible dans le champ de vision obscur, alors toutes les formes possibles de la fantaisie sont aussi accessibles, avant qu'elle n'ait trouvé ses éléments dans le monde sensible externe, comme chez le flûtiste déjà mentionné, devenu aveugle dans sa première année de vie, qui voyait dans ses rêves des formes hideuses et grimaçantes.

179. Il s'agit ici avant tout de considérer la vie propre de la fantaisie sans qu'elle soit mêlée et troublée par d'autres fonctions spirituelles, et ainsi, la fantaisie apparaît sans élément étranger dans l'état de semi-veille, là où elle seule est active, en tant que processus de création de figures dans le champ visuel, modifiant toujours ses formes, contractant, élargissant, réduisant le tout aux parties, développant la partie en un nouveau tout, limitant de nouveau le tout, etc. Elle est en tout cela un Protée sans repos qui ne fait d'abord que tracer des limites dans le champ visuel obscur, puis souligne ce qu'il a créé lumineusement dans les énergies de ce en quoi la forme est imaginée. Ici, où nous apercevons la fantaisie seule active, adonnée à son propre jeu de mise en forme, nue et découverte et comme en négligé, elle est active sans suivre une autre loi que la loi générale de la métamorphose, présentée plus haut.

180. Puis il faudra mentionner comment les énergies d'autres organes exercent une influence sur la vie propre de la fantaisie. Toutes les stimulations venues d'autres organes,

agissant sur le *phantastikon*, ne feront certes que solliciter celui-ci pour qu'il fantasie, mais la vie plastique est déjà déterminée, en ce qui concerne ses produits, par la synergie avec d'autres facultés. Les images de la fantaisie sont gaies lorsque l'on est détendu ou en état d'harmonie, tempétueuses et inquiètes dans les états d'excitation, comme le savent bien les médecins. Les stimulations sympathiques venant des organes sexuels poussent la fantaisie à des formations lubriques, une position croisée pendant le sommeil est la raison de la vision en rêve d'une action dans laquelle le croisement n'est qu'un concept partiel. La sensation d'endormissement d'un membre est complétée pour donner une action onirique parfaite. Le sentiment vivace constitue ici un centre constant pour les métamorphoses des images de la fantaisie.

181. Il en va de même dans les états passionnels. Ici aussi, la modalité de la formation fantastique est déterminée par le mode de la passion. L'image de la fantaisie est redoutable dans la peur, gaie dans l'estime de soi réjouie, pénible, oppressante, lourde, lorsque nos aspirations sont limitées dans les affects déprimants, elle montre à celui qui désire ce qui est désiré, et à celui qui est enthousiasmé sa satisfaction.

3. L'imagination active en fonction des idées chez l'artiste et le naturaliste

182. L'imagination paraît à son apogée quand elle modifie ses formes en suivant les lois que la nature elle-même suit dans la métamorphose des formes, représentant *(darstellend)* dans une diversité infinie de formes un élément essentiel sous d'autres rapports, constituant ainsi la fantaisie artistique, et le sens de l'intuition propre au naturaliste.

183. L'esprit spéculatif reconnaît la loi de la constitution et de la modification des formes ; la fantaisie, déterminée par

l'idée, est active selon les mêmes lois que la nature, sa loi vitale est celle de la métamorphose elle-même. C'est la fantaisie qui voit en chair et en os pour la deuxième fois dans la nature la loi vitale de la métamorphose des plantes réalisée dans cette même nature. La fantaisie voit dans sa vie plastique le rapport simple de la tige à la feuille se modifier pour toutes les parties successivement développées de la plante, elle voit dans la plante vivante un multiple développé par germination et par croissance, au niveau duquel une partie identique jaillit de parties identiques, les parties identiques en essence étant toutefois constituées diversement par la succession, si bien que nous trouvons sous nos yeux un tout multiple, apparemment lié, de membres identiques.

184. La chenille nous apparaît comme un vers articulé fait de parties et d'anneaux qui presque tous sont les mêmes. La métamorphose constitue ici, depuis l'intérieur, le Même en un élément apparemment différent, alors que chez la plante les mêmes parties bourgeonnent sous forme de parties en apparence différentes, successives et divergentes. Les mêmes parties des insectes se resserrent, s'élargissent, se développent en tel ou tel endroit, et à la fin, nous trouvons devant nous une créature individualisée, dans laquelle seule la fantaisie suscitée par l'idée reconnue du changement vivant, et agissant elle-même aussi de façon plastique selon cette idée, peut reconnaître le progrès de l'identique.

185. Si nous regardons les animaux supérieurs de ce point de vue, nous apercevons la métamorphose dotée d'une importance encore plus grande, nous voyons, chez les animaux qui ne subissent pas de transformation, que toutes les parties sont présentes durant le développement et qu'elles changent peu pendant toute la durée de la vie. La plante n'a pas d'organes, seulement des parties identiques diversement développées. L'animal est dans tous ses organes décidé, il est

né avec sa constitution ainsi décidée. Mais ces organes, que partagent fondamentalement tous les animaux, sont chez tous les animaux diversement constitués, selon le point de vue individuel des êtres singuliers. Chez les animaux supérieurs, la métamorphose des organes ne se produit plus au niveau de l'individu, mais est réalisée dans une quantité infinie d'animaux, chaque animal constituant un maillon dans la métamorphose de l'organe.

186. La fantaisie, agissant selon les mêmes lois que la nature, insère le même dans d'autres rapports sympathiques, et développe cette métamorphose vivante des organismes pour aboutir à une intuition sensible. Dans l'intuition sensible comparative de ce changement de formes, l'esprit est contraint de reconnaître que la nature ne se contente pas de changer, dans un jeux exubérant, les formes des êtres vivants, mais qu'avec le changement d'un organe quelconque dans le monde animal, en même temps, selon la loi immuable de la parenté et de la condition réciproque, tous les autres organes doivent se modifier, et que donc, quand un organe se modifie dans ses relations avec le monde extérieur, il ne peut qu'apparaître toujours en même temps un animal différent dans toutes ses formes.

187. En tout cela, la fantaisie ne transgresse pas la seule loi de sa vie propre : limiter, élargir ses formations, elle n'est plus arbitraire et ludique, mais déterminée par l'idée qu'elle modifie aussi ici la même forme, limitant, élargissant, mais uniquement dans la sphère du concept de forme imposé par l'idée, dont elle ne peut pas sortir.

188. Celui qui désire se faire une idée précise de ce qui précède doit lire la description magistrale par Goethe, dans la Morphologie, du rongeur et de ses relations sociales avec d'autres animaux. On ne peut rien produire qui puisse égaler cette projection esquissée à partir du centre de l'organisation.

Si je ne me trompe pas, il y a dans cette indication un pressentiment d'un idéal lointain de l'histoire naturelle. Ainsi vois-tu la vertèbre s'achever dans le crâne, la feuille devenir pétale, l'organe respiratoire, en tant que poumon, branchie, rester la même chose sous les formes les plus variées, une surface qui s'accroit dans le plus petit espace vers l'extérieur ou vers l'intérieur. Captivé par cette idée, Peter Camper ose transformer sur le tableau noir le chien en un cheval, celui-ci en une vache, le mammifère en un oiseau. Si ta fantaisie agit en suivant la notion de forme, il ne te vient pas à l'esprit de prêter poétiquement des ailes au cheval, de rattacher la forme humaine au tronc de l'animal quadrupède ; c'est pour la fantaisie artistique, qui voit changer l'Un en toute chose, une contradiction. Dans la musculature du cheval, de l'homme, on ne peut pas ajouter en pensée une aile, sans que toutes les formes se modifient en fonction de ce changement unique. L'animal ailé ne peut être qu'un oiseau, l'oiseau est une modification générale de la forme de ce genre, dans la sphère du concept conforme à l'individu. Les mêmes représentations d'une fantaisie ludique sont pour l'observateur qui compare les formes de la nature une contrariété qui n'est plus compatible avec la vie de sa fantaisie.

189. En revanche, si la loi de la constitution d'une partie est connue, tu sais comment le crâne, se développant selon des lois nécessaires, ne peut que s'élever jusqu'à la forme humaine ; alors tu peux, évoluant avec les mêmes lois, développer et affiner la forme du crâne au-dessus du crâne naturel, si tant est que ta fantaisie reste dans la sphère du concept. Affiné selon les mêmes lois, comme le crâne humain s'affine à partir des formes animales, la tête de l'Antiquité, qui constitue une forme pure, est elle-même plus belle que le naturel. Les Grecs n'ont guère trouvé cette règle de constitution par leurs mesures, comme Peter Camper, ou en suivant une voie scientifique. Mais leur action se fondait

sur une intuition inconsciente (*unbewußte*) profonde, ils ne procédaient pas dans ce domaine arbitrairement et au petit bonheur, quand ils ont réussi à atteindre dans la sculpture une forme humaine encore plus belle et idéale.

190. Ici, on voit où la vie de la fantaisie de l'artiste et celle du naturaliste comparatif se touchent dans un même domaine, et aussi où elles divergent. Dans les deux, la vie de la fantaisie plastique évolue uniquement à l'intérieur de la sphère du concept. Le naturaliste énonce la loi de la constitution de la forme et de la transformation, il ne la voit réalisée que dans le réel et le naturel. La fantaisie de l'artiste n'est elle aussi active qu'en conformité avec cette loi, mais elle quitte sa réalisation dans le réel et le naturel, et s'élève, évoluant et progressant conformément aux mêmes lois, sans abandonner le concept, au-dessus du réel, vers la forme idéale, qui est fin en soi et non plus expression de fonctions intérieures, et qui est en tant que telle toujours limitée par celles-ci. Ne nous étonnons donc pas si c'est un seul et même homme qui a atteint le degré suprême dans les deux directions. C'est uniquement grâce à une imagination plastique agissant selon l'idée reconnue du changement vivant que Goethe a découvert la métamorphose des plantes, c'est justement là-dessus que reposent ses progrès en anatomie comparée et son appréhension souverainement spirituelle, et même artistique de cette science.

191. Au terme de cette investigation, où l'introduction à la science naturelle comparative supérieure, et notamment à l'anatomie comparée, pourrait commencer comme si elle constituait le centre du sujet, nous voulons encore signaler combien, sans une intuition riche en fantaisie et agissant selon des idées physiologiques supérieures, vivante, l'anatomie comparée ne pourrait pas progresser conformément à son concept, combien elle poserait à ses organes des exigences radicalement différentes de celles de

l'anatomie humaine, satisfaites chez des êtres humains tout à fait différents, et combien un édifice similaire à l'élaboration de l'anatomie humaine ne la ferait absolument pas fructifier, et pourrait plutôt être considéré comme une aberration débordant de son concept.

ANNEXE

Traduction du texte d'Aristote : « Sur le rêve »

Un document physiologique

Chapitre I

Sur ce, il faut maintenant examiner le rêve, et chercher d'abord dans quelle partie de l'âme il apparait, et s'il est une affection de l'être pensant (*noètikon*) ou de l'être sensible (*aistètikon*). Car c'est uniquement par cette dernière que nous savons quelque chose de ce qui se passe en nous. Or si la fonction du sens visuel est de voir, celle du sens de l'audition d'entendre, et celle du sens en général d'éprouver ; si en outre ce qu'ont de commun les sensations sensorielles est la forme, le mouvement, la taille et d'autres caractères similaires ; mais si ce que les autres sens singuliers ont de particulier est la couleur, le ton et le goût, et si enfin l'on ne peut voir, etc. en dormant : nous ne pouvons manifestement pas être affectés sensoriellement dans le sommeil par les sens extérieurs. Nous ne percevons donc pas le rêve au moyen de la sensation sensorielle externe (*aistèsis*) ; et tout aussi peu par la représentation (*doxa*). Car nous ne disons pas tout simplement de ce qui se présente que c'est un homme, un cheval, mais aussi que c'est blanc, que c'est beau, représentation qui sans perception sensorielle ne pourrait jamais être dite ni vraie ni fausse. De fait, l'âme fait ainsi en rêve justement, parce que nous croyons voir, que ce qui se présente est un homme et qu'il est blanc.

En outre, nous sommes conscients, en dehors de l'image de rêve, d'une autre chose aussi, comme dans l'état vigile, quand nous percevons sensoriellement quelque chose. Car nous méditons aussi souvent sur ce que nous éprouvons. Ainsi, même dans le sommeil, nous devenons parfois conscients, en dehors des images de rêve, d'autres choses aussi. Cela devient évident quand, au lever, nous faisons attention aux rêves et cherchons à nous en souvenir. De fait, beaucoup ont traité ces rêves comme ceux qui, selon les principes de la mnémonique, croyaient ordonner topiquement ce qui s'était passé. Car il est souvent arrivé à ceux-ci qu'en dehors du rêve, ils aient aussi encore sous les yeux une autre image de la fantaisie.

Il en résulte que toute image visuelle pendant le sommeil n'est pas forcément rêvée, et que ce dont nous sommes par ailleurs encore conscient, nous en devenons conscients en représentant. Il est aussi évident par tout cela que ce par quoi nous nous trompons à l'état de veille dans les maladies, est la même chose que ce qui constitue aussi ce que nous éprouvons dans le sommeil. En effet, nous, qui veillons et regardons, il nous semble que le soleil est grand d'un pied. Par ailleurs, l'imagination (*phantastikon*) et l'essence sensorielle (*aistètikon*) peuvent être une seule et même âme, en aucun cas celle-ci n'est dépourvue de vision ou de sensation. Car entendre mal et voir mal est l'affaire de celui qui entend et voit réellement, non de ce qu'il croit. Mais dans le sommeil, on ne doit selon ce que nous présupposons ni entendre, ni voir (l'extérieur), ni sentir quoi que ce soit (d'extérieur). Donc le fait que nous ne voyons rien (d'extérieur qui soit déterminé) serait vrai, et pourtant il serait faux que le sens (*aistèsis*) ne soit affecté d'aucune manière ; et comment la vue et les autres sens devraient-ils être affectés ? Car chacun d'eux agit aussi bien que la veille sur la sensation, même si ce n'est pas de la même manière que pendant la veille. Souvent même, la représentation dit que ce qui est vu est faux, comme dans la veille, mais bien des fois elle est captivée et suit le phantasme. Or il est évident maintenant que ce que nous appelons rêver n'est ni l'affaire de la représentation ni celle de la pensée, pas même tout à fait celle du sens, car autrement ce serait tout simplement entendre et voir.

Nous devons maintenant examiner de quoi il s'agit ici. Posons donc, ce qui est aussi évident, que le rêve comme le sommeil est une affection de l'appareil sensoriel (*aistètikon*). Car aucun animal n'est doté que du sommeil ou que du rêve, mais de tous deux à la fois. Or comme il était question de l'imagination dans les livres sur l'âme, et que l'appareil sensoriel (*aistètikon*) est un en nombre avec l'organe de la fantaisie (*phantastikon*), même s'ils diffèrent en essence ; mais si en outre l'imagination semble être un mouvement engendré par l'énergie sensorielle, et le rêve une image de la fantaisie (car l'image de la fantaisie du sommeil, nous l'appelons rêve, qu'elle apparaisse simplement ou médiatement), alors il est manifeste que le rêver est l'affaire de l'appareil sensoriel (*aistètikon*), et ce dans la mesure où l'organe de l'imagination (*phantastikon*) prend part aussi à l'appareil sensoriel (*aistètikon*).

Chapitre II

Mais nous découvrirons au mieux ce qu'est le rêve et comment il se forme à partir de ce qui se passe en rêve. Le sensible excite en nous dans chaque organe sensoriel la sensation, et la passion qui en résulte ne demeure pas seulement dans les organes sensoriels aussi longtemps que la sensation est active, mais aussi quand elle cesse. En effet, il semble en aller ici comme avec le mouvement. Car une chose peut être mue quand elle n'est plus en contact avec les moteurs. Le moteur meut en effet une partie de l'air, et celui-ci en meut une autre, et ainsi l'air et l'eau se meuvent jusqu'au repos. C'est ainsi que l'on doit penser aussi pour le changement. Car le chaud chauffe ce qui est le plus proche, et cela continue aussi longtemps qu'il y a un début. Il doit aussi en aller pareil dans l'organe du sens, parce que la sensation en tant qu'énergie est un changement. C'est pourquoi la passion n'est pas seulement dans les sens actifs, mais aussi dans ceux au repos, aussi bien dans la profondeur qu'à la surface. C'est manifeste quand nous éprouvons quelque chose de façon durable, notamment quand nous détournons notre sens d'une chose à l'autre, comme du soleil à l'obscurité, alors la passion l'accompagne. Car alors nous ne voyons rien, en raison de l'excitation par la lumière qui persiste dans les yeux. De même, quand nous avons considéré une couleur blanche ou verte pendant longtemps, tout paraît de ces couleurs, où que l'on porte le regard. Mais quand nous avons regardé le soleil ou un autre objet éblouissant, et que nous fermons les yeux, l'image nous apparaît dans la direction où nous avons d'abord regardé (dans l'axe visuel), et ce en premier avec la même couleur, puis elle s'installe dans le jaune, puis dans le pourpre, évolue jusqu'au noir, et disparait. Même à ceux qui détournent le regard d'un objet mu, en particulier les fleuves qui coulent très vite, ce qui est fixe paraît être mu. De la même manière, on devient malentendant à cause du grand bruit et l'on sent une mauvaise odeur après les odeurs fortes, et ainsi de suite dans des situations équivalentes. Cela se produit manifestement de la manière indiquée. Mais la rapidité avec laquelle les organes sensoriels perçoivent aussi les petites différences se révèle dans les miroirs, ce qu'un homme attentif peut examiner et évaluer. Il est de ce fait manifeste que de même que le voir est un pâtir, il est aussi un être-actif. Car quand les femmes, au moment des menstruations, regardent dans le miroir, la surface du miroir, aussi propre qu'elle puisse être, est recouverte par un brouillard sanglant. Si c'est un miroir neuf, il n'est pas facile d'en effacer la tache, ce qui est facile quand il est ancien. La cause en est, comme nous l'avons dit, que la vue ne subit pas seulement quelque chose de l'air, mais est aussi active et excite l'air aussi bien que ce qui brille. Car la vue a cela en commun avec ce qui brille et ce qui porte une couleur. Au moment des menstruations, les yeux sont affectés comme n'importe quelle autre partie pour de bonnes raisons, du fait qu'ils sont par nature riches en vaisseaux. La différence qui apparaît au moment des menstruations du fait de l'excitation et de l'inflammation du sang ne peut sans doute pas être reconnue par nous, mais elle existe (car le sperme et les menstruations ont une seule nature). L'air est mu par eux et agit avec l'air du miroir lié à lui, et il donne au miroir la même apparence que quand les vêtements les plus clairs sont salis avec la plus grande rapidité ; car ce qui est propre montre avec la plus grande précision ce qu'il a reçu, et surtout les plus petits mouvements. Or il faut savoir que le contact du minerai est une friction, et pour ainsi dire un essuyage, et cette friction, fût-elle très minime, est reconnaissable en raison de la propreté. Le fait que les taches ne partent pas facilement des miroirs neufs est dû au fait qu'ils sont propres et lisses ; en effet ces deux qualités s'étendent en profondeur et dans la totalité, dans la profondeur parce qu'ils sont propres, dans la totalité parce qu'ils sont lisses. Les taches ne restent pas dans les anciens miroirs parce qu'elles ne sont pas aussi pénétrantes, mais plus superficielles. Le fait que par conséquent, à partir de petites différences, le mouvement se forme et est rapidement éprouvé, et que l'organe sensoriel non seulement pâtit des couleurs, mais aussi est anti-actif, est par là évident. Ce qui vient d'être dit illustre aussi ce qui se passe avec les vins et les onctions. Car l'huile mêlée aux onctions absorbe rapidement les odeurs des choses les plus proches : et c'est aussi ce que fait le vin, non seulement il absorbe les odeurs des choses qui lui sont ajoutées et mêlées, mais aussi de celles qui ont été posées ou ont grandi à proximité du récipient.

Pour en venir à l'examen initial, il faut maintenant présupposer ce qui est évident dans ce que nous avons dit, à savoir que quand le sensible (*aistètikon*) disparaît, le senti (*aistèma*) persiste. En outre que dans les passions, nous nous égarons facilement dans les sensations, chacune selon l'individu, comme le peureux dans la peur, l'amant dans l'amour, si bien que du fait d'une similitude minime, l'un croit voir des ennemis, l'autre la bien-aimée. Et cela se passe pour des similitudes d'autant plus minimes que l'on est passionné. Ainsi s'égare-t-on facilement dans la jalousie et dans tous les désirs, d'autant plus que l'on se trouve en proie aux passions. C'est pourquoi les fébricitants voient parfois apparaître des animaux sur les murs, en raison d'une similitude minime des linéaments liés l'un à l'autre. Et cela correspond souvent avec les maladies, si bien que quand les malades n'ont pas trop de fièvre, ils reconnaissent l'erreur, mais quand ils sont plus gravement atteints, ils se meuvent même en fonction des images de la fantaisie. La cause en est que ce qui domine, et ce où les phantasmes se forment aussi, ne se distinguent pas avec la même force. On en trouve un exemple dans le fait que quand le soleil apparaît large d'un pied, il y a souvent une chose autre quelconque opposée à la fantaisie. Ainsi, quand on fait se chevaucher deux doigts, un doigt paraît double, mais pourtant nous ne disons pas qu'il est double ; car au-dessus du toucher, il y a la vue. Si le toucher était seul, nous tiendrions sans doute l'Un pour double. La cause de l'erreur est que c'est non seulement quand l'éprouvable (*astètôn*) se meut, mais aussi quand l'énergie sensorielle (*aistèsis*) est elle également excitée, que chacun paraît mu ; pour peu que celle-ci soit excitée comme par l'éprouvable. Ainsi, la rive paraît mue aux marins, quand la vue est mue par autre chose.

Chapitre III

Il découle de cela que ce n'est pas seulement pendant la veille que les mouvements qui se forment du fait des objets (*aistèmata*) extérieurs et situés en dehors du corps sont encore éprouvés, mais aussi quand l'état que nous appelons sommeil survient. Car ils s'effacent le jour, quand les énergies sensorielles (*aistèseis*) et l'entendement (*dianoia*) sont actifs en même temps, et ils disparaissent comme un petit feu devant un plus grand, ou une douleur et un plaisir mesurés devant de plus grands. Au repos, ce qui est petit émerge lui aussi. La nuit, avec l'inactivité et l'impuissance des sens singuliers (*ai kata moria aistèseis*), comme la chaleur afflue depuis les parties externes vers les parties internes, les mouvements sont déplacés vers l'origine des sens, ce qui est manifeste quand la perturbation est apaisée. On ne doit pas imaginer chaque mouvement de ce genre autrement que comme les petits tourbillons qui s'écoulent dans les fleuves, et se dissolvent souvent de la même manière, sous la poussée de l'eau, pour prendre d'autres formes. C'est pourquoi on n'a pas de rêves après le repas et aussi longtemps que l'on est très jeune. Car la chaleur de l'alimentation provoque beaucoup de mouvement. De même que dans un liquide, aucune image n'apparaît quand il est mu, puis apparait certes, mais toute déformée et semblant différente de ce qu'elle est, alors qu'elle est claire et pure au repos, de même, dans le sommeil, les phantasmes et les mouvements qui restent disparaissent devant le mouvement plus grand cité, mais parfois il apparaît aussi des visions distordues et des rêves désagréables, comme chez les mélancoliques, les fébricitants et les ivrognes. Toutes ces passions, parce qu'elles sont spirituelles, produisent beaucoup de mouvement et de trouble. Mais dès que le sang se calme dans les vaisseaux et se répartit, le mouvement du perçu (*aistèma*), né de chaque énergie sensorielle (*aistèsis*), se conserve et produit des rêves agréables, et fait apparaître quelque chose de visible pour la vision, d'audible pour l'audition, et ainsi de suite pour les autres organes sensoriels. Car du fait que le mouvement parvient jusqu'à l'origine de la sensation, il ne peut qu'y avoir vision, audition, sensation : de même que la vision paraît souvent excitée, quand elle ne l'est pas, et de même qu'un doigt paraît deux du fait que le toucher annonce deux. Car toujours, l'origine de la sensation perçoit ce qui est apporté par chaque énergie sensorielle, quand un autre effet plus puissant ne s'y oppose pas. Il apparait dans chaque cas, mais tout ce qui apparaît n'est pas perçu, et ne l'est plutôt que quand l'élément différentiel n'est pas maintenu et ne poursuit pas son propre mouvement. Comme nous disons maintenant que des passions sont facilement repoussées par une autre passion, il en va pour le dormeur qui l'est par le sommeil et par le mouvement des organes sensoriels ainsi que ce qui se passe du fait des énergies sensorielles (*aistèsis*), si bien que ce qui est peu ressemblant lui paraît la chose même. Car puisque dans le sommeil, la plus grande partie du sang afflue vers l'origine (de l'appareil sensoriel), les mouvements qui sont contenus dans le sang y vont aussi, une chose est la possibilité (**potentia**), une autre la réalité (**actu**). De sorte que l'une d'entre elles se manifeste en premier, puis une autre. Celles-ci se suivent comme les grenouilles revenues à la vie qui entrent dans l'eau quand elle est dégelée. Comme celles-ci, elles existent déjà selon la possibilité. Quand l'obstacle est vaincu, elles surviennent aussi réellement. Et du fait qu'elles se dissolvent dans le peu de sang qui reste dans les organes sensoriels, elles portent l'aura des charmes excitants, tout comme ce qui dans les nuages ressemble tantôt à l'homme, tantôt aux centaures, se transforme rapidement. Tout cela est, comme je l'ai dit, un reliquat de l'effet du perçu (*aistèma*). Même si l'objet manque en vérité, on dit pourtant justement qu'il est similaire à la personne (*Koriscos*), si ce n'est la personne (*Koriscos*) elle-même. Mais si ce dominant et ce différentiant (*tô kurion kai tô epikrinon*) éprouve, il appelle l'éprouvé non une image, mais entend par là cette personne (*Koriscos*) réelle. Justement, ce que sa sensation interprète ainsi se trouve donc, si son activité n'est pas complètement retenue par le sang, excité par les mouvements restant dans les organes sensoriels. Et le similaire lui paraît la chose même. Et la puissance du sommeil est si grande qu'il laisse cela caché. De même que, à celui qui appuie sur son œil avec son doigt et ne remarque pas le doigt, une chose unique paraît double et est considérée comme telle, alors que quand il fait attention à la cause, l'apparition a certes lieu, mais n'est pas tenue pour double, de même dans le sommeil, quand un homme sait qu'il dort et qu'il connaît l'affection en quoi consiste la sensation dans le sommeil, il peut certes apparaître quelque chose en lui qui a l'apparence de la personne (*Koriscos*), mais n'est pas la personne même. Car souvent un dormeur se dit à lui-même que l'apparition est un rêve. Mais quand il ne sait pas qu'il dort, rien ne contredira sa fantaisie.

Mais le fait que nous disons des choses vraies et que les mouvements fantastiques se trouvent dans les organes sensoriels est manifeste, si un homme veut seulement essayer de se souvenir de ce que nous éprouvons quand nous nous éveillons juste du sommeil. Car il surprendra souvent au réveil les images qui lui sont apparues dans le sommeil comme des mouvements dans les organes sensoriels. Chez beaucoup de jeunes gens, il apparaît dans l'obscurité, même quand leurs yeux sont ouverts, des images mobiles, si bien qu'ils se cachent de peur. On doit conclure de tout cela que le rêve est une apparition sensorielle quelconque pendant le sommeil ; car les images mentionnées à l'instant ne sont plus des rêves, tout aussi peu que ce qui apparaît avec les sens ouverts. De même, tout en rêve n'est pas forcément une image de la fantaisie. En effet, il arrive à beaucoup de sentir le bruit, la lumière, un goût et un contact, mais seulement faiblement et comme au loin. En effet, ceux qui croient pendant le sommeil voir faiblement la lumière de la lampe reconnaissent bientôt en s'éveillant que c'était la lumière de la lampe elle-même. De même, ceux qui entendent doucement le cri des poules et des chiens le reconnaissent nettement au réveil. Quelques-uns même répondent quand on les interroge. Car il peut se faire que la veille et le sommeil soient présents l'un et l'autre imparfaitement. Et on ne peut pas appeler tout cela rêve, pas même quand des pensées vraies surviennent dans le sommeil en dehors des images de la fantaisie. Le phantasme, qui se forme par l'excitation issue du perçu (objet, *aistèma*), est un rêve quand il apparaît au dormeur en tant que tel. Il est arrivé à maint homme de n'avoir aucune image de rêve dans sa vie. C'est assez rare, mais cela apparaît. Chez quelques-uns, c'est tout à fait le cas, chez d'autres, qui auparavant n'avaient pas d'image de rêve, le rêve apparaît quand l'âge avance. On doit considérer la cause du ne-pas-rêver comme celles qui expliquent que l'on ne rêve pas quand on dort après le repas et dans l'enfance. Car à ceux dont la nature est telle qu'il y a beaucoup d'évaporation dans les parties supérieures, laquelle peut exciter en retour toute sorte de mouvement, il n'apparaît naturellement aucune image de rêve. Il n'y a rien contre le fait que le rêve leur vienne quand l'âge augmente. Car avec une transformation par l'âge ou une passion quelconque, il doit y avoir un renversement de ces choses.

Psychologie et psychanalyse aux éditions L'Harmattan

Dernières parutions

PAR SURCROÎT ? SYMPTÔME, VÉRITÉ, GUÉRISON
Cercle freudien
«Guérison» est actuellement un signifiant dont la psychanalyse peut difficilement se servir. La guérison vient par surcroît. Elle ne peut pas non plus s'en passer. «Par surcroît», c'est le mode opératoire de la psychanalyse, qui s'engage, entre efficacité symbolique et transfert, sur la voie d'une «guérison» singulière. Où en sommes-nous aujourd'hui ? La guérison est, depuis 1920, la boîte noire de notre art, et elle le reste. Pour autant, elle évolue en fonction des mutations socioculturelles et des avancées de la science.
(Coll. Psychanalyse et faits sociaux/Che Vuoi, 28.00 euros, 282 p.)
ISBN : 978-2-336-00930-8, ISBN EBOOK : 978-2-296-51619-9

SOIN GRÂCE À LA MUSIQUE (LE) – La triangularité en musicothérapie et la place du musicothérapeute
Perrouault Dominique
La musicothérapie est aujourd'hui reconnue comme thérapie à part entière. Les apports réalisés depuis une quarantaine d'années, notamment en France, permettent de mieux cerner son efficience. Cet ouvrage propose d'aborder la place du musicothérapeute dans l'approche relationnelle de la situation musicothérapeutique. Il précise les positionnements des professionnels selon les structures de personnalité prises en compte et les fonctions de triangularité.
(Coll. Santé, sociétés et cultures, 18.00 euros, 182 p.)
ISBN : 978-2-296-99783-7, ISBN EBOOK : 978-2-296-52990-8

CRUAUTÉ (LA) – Le corps du vide – Freud, Lacan, Winnicott
Mignotte Touria
A travers le concept de Nebenmensch (le prochain) Freud pose les premiers jalons de la théorie du « tiers caché » qui dialectise le rapport entre la négativité cruelle du père (représentant le masculin primitif) et la négativité balbutiante de la « fille » (représentant l'infantile préhistorique). Tel est le thème central de ce livre qui a trouvé dans l'oeuvre de Winnicott, la reprise du thème freudien des deux principes, paternel et maternel.
(Coll. Etudes Psychanalytiques, 39.00 euros, 396 p.)
ISBN : 978-2-336-00673-4, ISBN EBOOK : 978-2-296-53031-7

TRAITEMENT ACTUEL DE LA SOUFFRANCE PSYCHIQUE ET ATTEINTE À LA DIGNITÉ – «Bien n'être» et déshumanisation
Poisson Pierre - Préface de Ginette Michaud
Cet ouvrage traite de la déshumanisation, en répondant aux discours honteux criminalisant la schizophrénie et aux propos scandaleux tenus

sur la psychanalyse et son inventeur. C'est un «coup de gueule» contre les neurosciences, qui réduisent l'être humain à un sujet instrument de la toute-puissance médicale, le métamorphosant en une série de symptômes que les laboratoires auraient l'outrecuidance de pouvoir guérir. Les antipsychotiques ne sont, pour l'auteur, que des «anti-symptômes».

(Coll. Etudes Psychanalytiques, 34.00 euros, 332 p.)

ISBN : 978-2-336-00916-2, ISBN EBOOK : 978-2-296-51536-9

BÉNÉFICES SECONDAIRES

Bensaïd Sarah

L'observation tragi-comique du monde des bipolaires, c'est ce que nous donne à voir Sarah Bensaïd, psychologue et elle-même porteuse de cette «psychose maniaco-dépressive» comme on l'appelait autrefois. Dans ce premier livre, elle porte un regard plein d'acuité sur le milieu psychiatrique, partageant ses propres réflexions sur sa bipolarité et les façons de la combattre.

(Coll. Quête du sens, 11.50 euros, 84 p.)

ISBN : 978-2-336-29163-5, ISBN EBOOK : 978-2-296-51709-7

QUÊTE (LA) DU MOI (par un psychanalyste)

Pigott Claude

Voici le troisième volet de ma «quête» psychanalytique. Dans le texte qui va suivre, le moi, c'est le mien, avec son ballot d'histoire(s). Mon histoire ? Mais parlant de ma personne, de quel sujet s'agirait-il et à quoi ou à qui serais-je donc assujetti ? A mon ça ? A mes pulsions ? A mon inconscient ? Ou bien à mon surmoi et mes formations réactionnelles ? L'auteur, psychiatre et psychanalyste, a contribué à promouvoir la psychanalyse appliquée aux groupes, aux familles et aux institutions.

(19.00 euros, 196 p.)

ISBN : 978-2-336-29155-0, ISBN EBOOK : 978-2-296-51658-8

RENAISSANCE DE LA RELAXATION DANS LE DISPOSITIF DES PSYCHOTHÉRAPIES – Rites, Cultures et Relaxations

Sous la direction de Philippe Nubukpo et Christophe Peugnet

La relaxation sollicite la reconnaissance du magique et du sacralisé sinon du sacré au sein de notre pratique et du cadre culturel de celle-ci. Dans cette optique, il est comparé avec profit nos pratiques soignantes avec celles d'autres cultures permettant de discerner notre héritage à l'égard de certaines ; à l'intérieur de notre culture, la comparaison s'affine en considérant les pratiques psychothérapiques des relaxations entre elles et avec les pratiques médicales.

(Coédition Editions PENTA, 25.00 euros, 242 p.)

ISBN : 978-2-917714-06-5, ISBN EBOOK : 978-2-296-51573-4

LACAN, POÈTE DU RÉEL

Gasquet Gérard

Cet ouvrage essaie de rendre compte du vif de l'expérience psychanalytique. Il s'en dégage une poésie portée par la parole des patients, parole exténuée à vouloir attraper ce qui échappe, rejoignant celle de Jacques Lacan, comme en écho, qui a tenté de nommer ce réel insaisissable avec sa propre parole mais en tant que *pouâte*, c'est-à-dire en poète-psychanalyste amputé de son

objet. C'est la psychanalyse. Un poète n'est qu'un poète, un psychanalyste n'est qu'un *pouâte.*
(Coll. Etudes Psychanalytiques, 11.50 euros, 94 p.)
ISBN : 978-2-336-00822-6, ISBN EBOOK : 978-2-296-51218-4

FRÈRES ET SŒURS INTIMES ENNEMIS
A propos du complexe fraternel
Bouhassira Chiron Marianne
La genèse, la mythologie et la littérature regorgent de récits d'histoires fraternelles pleines de fureur, où la nature tragique et conflictuelle de ce lien émerge. Bien loin de l'idéal fraternel, nous touchons au coeur des fantasmes rivalitaires les plus primaires. La psychanalyse se fait très discrète quant à l'organisation psychique et la place des problématiques incestuelles et fusionnelles caractéristiques de ce lien. Voici une tentative de compréhension de ce mystérieux complexe fraternel.
(Coll. Psychanalyse et civilisations, 26.00 euros, 252 p.)
ISBN : 978-2-336-00386-3, ISBN EBOOK : 978-2-296-51304-4

PRATIQUE (LA) DE LA PSYCHANALYSE, ALIBI OU DÉFI ?
Chartier Jean-Pierre
La pratique de la psychanalyse est le sujet d'une brûlante actualité après la montée en puissance des thérapies cognitivo-comportementales qui se prétendent être plus rapides, plus performantes et adaptées à l'air du temps de notre société qui se veut celle de l'efficacité à tout prix et au moindre coût. L'ouvrage critique les dérives psychanalytiques. Puis il s'attache à décrire, ce que la psychanalyse peut apporter d'incomparable dans le traitement des cas les plus dificiles de psychoses et/ou de psychopathies.
(15.50 euros, 152 p.)
ISBN : 978-2-336-00820-2, ISBN EBOOK : 978-2-296-51260-3

PSYCHIATRE
Une espèce en voie de disparition ?
Boulloche Robert
Le nouveau paradigme qui nous guette et qui transparaît dans l'évolution actuelle de la psychiatrie est la réduction de la personne à son aspect purement quantifiable, au détriment de la parole et de l'initiative de chacun. C'est ainsi que chacun est prié de se conformer à des procédures qui excluent toute forme de décision personnelle ou d'engagement. Seuls les décideurs s'entourent d'une opacité compacte. Ces changements sont-ils globalement bénéfiques ?
(20.00 euros, 200 p.)
ISBN : 978-2-336-00910-0, ISBN EBOOK : 978-2-296-51421-8

THÉÂTROTHÉRAPIE
Expérience de théâtre thérapeutique au sein d'un hôpital psychiatrique
Gabrieleff Albert
À travers le récit d'une expérience vécue de théâtrothérapie dans un hôpital psychiatrique de la région parisienne, le docteur Albert Gabrieleff s'interroge et nous interroge sur la réalité de la maladie mentale. Au même titre que la chimiothérapie et la psychothérapie, ce procédé de la théâtrothérapie, qui

entre dans le cadre plus large de la sociothérapie, peut en partie aider des patients à s'extérioriser et dans une certaine mesure à se réaliser.
(Coll. Santé, sociétés et cultures, 14.50 euros, 146 p.)
ISBN : 978-2-336-00693-2, ISBN EBOOK : 978-2-296-51338-9

SE RACONTER À DOMICILE – Approche narrative de la résilience
Le Bret Alexia, Mori Serge - Préface de Michel Delage ; Postface de Jean-Louis Pendinielli
Cet ouvrage est consacré à la narration dans sa fonction libératrice, dans sa fonction de résilience. Les auteurs postulent que le simple fait de parler nous réconcilie, nous inscrit dans une autre histoire. Les auteurs nous font profiter de leur expérience et partagent des éléments de réflexion et de compréhension concernant la pratique clinique à domicile.
(Coll. Histoires de résiliences, 11.50 euros, 86 p.)
ISBN : 978-2-336-00540-9, ISBN EBOOK : 978-2-296-51484-3

PSYCHOTHÉRAPIES (LES) EN PRISON
Psychothérapies et actes criminels
Descarpentries Francis, Fani Aude
Pratiquer la psychothérapie en milieu pénitentiaire nécessite un respect rigoureux de principes théoriques et éthiques, mais implique cependant certains aménagements en raison des personnalités rencontrées et des contraintes de la vie carcérale. Les auteurs, qui ont pratiqué et développé diverses méthodes de psychothérapies en prison, présentent ici le cadre, les principes, l'intérêt et les difficultés de ce type d'approches.
(17.00 euros, 172 p.)
ISBN : 978-2-296-99828-5, ISBN EBOOK : 978-2-296-51521-5

EXPERTISE (L') PSYCHOLÉGALE
Enjeux, réalités et nouvelles perspectives
Sous la direction de Sid Abdellaoui
Cet ouvrage s'intéresse aux objets et enjeux de l'expertise judiciaire, au statut de l'expert psychiatre ou psychologue, à sa pratique, son système de référence, sa formation, les limites de son cadre d'intervention... Des analyses portent sur le poids des normes, les effets de contextes, les contingences identitaires, la lecture ou l'exploitation des dires proposées par l'expert «psy», la notion de responsabilité des justiciables, les dérives, etc.
(Coll. Criminologie, 22.00 euros, 210 p.)
ISBN : 978-2-336-29084-3, ISBN EBOOK : 978-2-296-51481-2

L'HARMATTAN, ITALIA
Via Degli Artisti 15; 10124 Torino

L'HARMATTAN HONGRIE
Könyvesbolt ; Kossuth L. u. 14-16
1053 Budapest

ESPACE L'HARMATTAN KINSHASA
Faculté des Sciences sociales,
politiques et administratives
BP243, KIN XI
Université de Kinshasa

L'HARMATTAN CONGO
67, av. E. P. Lumumba
Bât. – Congo Pharmacie (Bib. Nat.)
BP2874 Brazzaville
harmattan.congo@yahoo.fr

L'HARMATTAN GUINÉE
Almamya Rue KA 028, en face du restaurant Le Cèdre
OKB agency BP 3470 Conakry
(00224) 60 20 85 08
harmattanguinee@yahoo.fr

L'HARMATTAN CAMEROUN
BP 11486
Face à la SNI, immeuble Don Bosco
Yaoundé
(00237) 99 76 61 66
harmattancam@yahoo.fr

L'HARMATTAN CÔTE D'IVOIRE
Résidence Karl / cité des arts
Abidjan-Cocody 03 BP 1588 Abidjan 03
(00225) 05 77 87 31
etien_nda@yahoo.fr

L'HARMATTAN MAURITANIE
Espace El Kettab du livre francophone
N° 472 avenue du Palais des Congrès
BP 316 Nouakchott
(00222) 63 25 980

L'HARMATTAN SÉNÉGAL
« Villa Rose », rue de Diourbel X G, Point E
BP 45034 Dakar FANN
(00221) 33 825 98 58 / 77 242 25 08
senharmattan@gmail.com

L'HARMATTAN TOGO
1771, Bd du 13 janvier
BP 414 Lomé
Tél : 00 228 2201792
gerry@taama.net

Achevé d'imprimer par Corlet Numérique - 14110 Condé-sur-Noireau
N° d'Imprimeur : 97982 - Dépôt légal : mai 2013 - *Imprimé en France*